MEDSiの新刊

心不全パンデミックも懸念される今、身につ〔…〕

症例から問いかける CCUカンファレンス

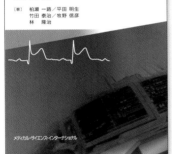

- ●編著：樋口義治　大阪警察病院循環器内科部長
- ●定価：本体5,000円＋税
- ●A5変　●頁308　●図・写真137　●2019年
- ●ISBN978-4-8157-0147-5

▶高齢化社会を背景に難しい患者が急増している今、循環器医がCCUで重症患者・不安定な患者を管理する場面もますます増えている。カンファレンスでオーベンのツッコミを受けているような感覚で本書収載の17症例に接し読み進めるうちに、エビデンスに乏しく個別的でクリティカルな患者への対応や、具体的な治療方針の検討過程を追体験できる。研修医・若手医師のトレーニングに重要な病態理解と診療技術のポイントが整理でき、実戦的な思考プロセスが身につく。指導医のレビューにも最適。

目次　序章 Overview：最近のCCU事情　PartⅠ 虚血性心疾患　PartⅡ 心不全　PartⅢ 不整脈　PartⅣ その他の疾患

好評関連書

循環器研修テクニカルノート心不全
臨床を上手に行うための「頭と実地」のテクニック
- ●著：樋口義治　●定価：本体5,000円＋税　●A5変　●頁268
- ●図・写真95　●2016年　●ISBN978-4-89592-865-6

循環器研修テクニカルノート虚血性心疾患
臨床を上手に行うための「頭と実地」のテクニック
- ●著：七里 守　●定価：本体5,000円＋税　●A5変　●頁288
- ●図・写真124　●2017年　●ISBN978-4-89592-887-8

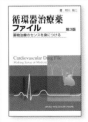

循環器治療薬ファイル 第3版
薬物治療のセンスを身につける
- ●著：村川裕二　帝京大学医学部附属病院溝口病院第4内科教授
- ●定価：本体7,000円＋税
- ●A5変　●頁400　●図50　●2019年
- ●ISBN978-4-8157-0151-2

MEDSi メディカル・サイエンス・インターナショナル
113-0033　東京都文京区本郷1-28-36鳳明ビル
TEL 03-5804-6051　FAX 03-5804-6055
http://www.medsi.co.jp　E-mail info@medsi.co.jp

Dr.竜馬直伝！人工呼吸器トラブル解決術

人工呼吸器トラブルシューティングセミナー

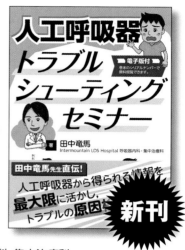

電子版付
巻末のシリアルナンバーで無料閲覧できます

新刊

著　田中竜馬　Intermountain LDS Hospital 呼吸器内科・集中治療科

これさえ読めば、アラームが鳴っても怖くない！

◆集中治療の達人・田中竜馬先生が人工呼吸器トラブル原因検索・解決術を伝授！
◆各モードの仕組み、トラブルの種類・原因・対処法などについて、平易な文章で懇切丁寧に解説します。
◆当直中に人工呼吸器のアラームが鳴っても困らない！ どんなトラブルも一人でたちどころに解決できる考え方を身につけられます。

A5判・234頁・2色刷　定価（本体3,600円＋税）　ISBN 978-4-7849-5671-5　2019年4月刊

● **1章　各モードでのトラブル各論**
- 1-1 漏れる！
- 1-2 詰まる！① ［VCV編］
- 1-3 広がらない！① ［VCV編］
- 1-4 広がらない！② ［PCV編］
- 1-5 詰まる！② ［PCV編］
- 1-6 患者─人工呼吸器非同調モードが合ってない！①
- 1-7 患者─人工呼吸器非同調モードが合ってない！②
- 1-8 1回換気量が合ってない！ ［VCV編］
- 1-9 フローが合ってない！ ［VCV編］
- 1-10 吸気圧が合ってない！ ［PCV編］
- 1-11 吸気時間が合ってない！ ［PCV編］
- 1-12 吸気が2段に！
- 1-13 トリガーが合ってない！① ［すべてのモード］
- 1-14 呼気が合ってない！ ［すべてのモード］
- 1-15 トリガーが合ってない！② ［すべてのモード］

● **2章　各モードでのトラブル総論**
- 2-1 トラブルシューティングまとめ

- 2-2 VCVでのトラブル① 気道内圧上昇
- 2-3 VCVでのトラブル② 気道内圧低下
- 2-4 VCVでのトラブル③ 1回換気量低下
- 2-5 PCVでのトラブル① 1回換気量低下
- 2-6 PCVでのトラブル② 気道内圧上昇
- 2-7 CPAP（＋PS）でのトラブル① 無呼吸
- 2-8 CPAP（＋PS）でのトラブル② 1回換気量低下
- 2-9 モードに共通のトラブル① 呼吸回数上昇
- 2-10 モードに共通のトラブル② 低酸素血症
- 2-11 モードに共通のトラブル③ 高二酸化炭素血症

● **3章　PRVCでのトラブル**
- 3-1 PRVCの考え方
- 3-2 PRVCのアラーム
- 3-3 PRVCでのトラブルの考え方
- 3-4 PRVCでのトラブル① 1回換気量低下
- 3-5 PRVCでのトラブル② しんどそうな呼吸

日本医事新報社
〒101-8718　東京都千代田区神田駿河台2-9

ご注文は
TEL：03-3292-1555
FAX：03-3292-1560
URL：http://www.jmedj.co.jp/

書籍の詳しい情報は小社ホームページをご覧ください。
医事新報　検索

巻頭言

「俺の敵は だいたい俺です」(『宇宙兄弟』11巻 ♯107. 本気の失敗 より ©小山宙哉/講談社)

　救急医として多くの患者を診ていると，何となくこの患者は重症で迅速に対応したほうがよいという直感が働くものです。頻呼吸や冷や汗などは代表的な重症のサインですが，「何となくおかしい」というのも大切です。たとえば，麻痺を認めるものの血圧は高くない，血圧は低めだが頻脈を認めない，これらはそれぞれ脳卒中やショックを想起しながらも，そこに潜む鑑別すべき疾患を意識しなければならないバイタルサインの変化です。そして「意識障害」，これが何といっても「何となくおかしい」の代表です。意識障害を認めるのだから「普段と異なりおかしい」というのはあたりまえではありますが，意外とこの「何となくおかしい」を根拠のない原因と結びつけがちです。高齢だから，発熱を認めるから，認知症だからなど，意識障害を軽視して後悔した経験は誰もがあるのではないでしょうか。

　肺炎の重症度スコア，敗血症を拾いあげるためのqSOFA，院内急変を予測する多くのツールに含まれているのが呼吸数，そして意識の評価です。本誌でも呼吸数の重要性は述べますが，そもそも目の前の患者が「何となくおかしい」と認識できなければ適切な対応は困難です。その最も簡単な方法，それが意識障害の評価でしょう。「普段とわずかでも異なる」というのをきちんと「意識障害」と認識し対応できれば早期介入，適切なマネジメントができるでしょう。

　私も救急医になりたての頃は後悔したことが多々ありますが，「何となくおかしい」を軽視せず対応するようになってから，その数は一気に減りました。対応は簡単ではありませんが，自身の意識の仕方でだいぶ精度は変わるでしょう。

　冒頭の言葉は，私が大好きな『宇宙兄弟』という漫画の主人公 南波六太(ムッタ)が上司 ビンスに「君にとっての敵は誰ですか？」と質問された際に答えた台詞です。敵(診断を困難にする因子)は周囲の人物(患者・家族)ではなく自分自身なのです。

　意識障害の原因は多岐にわたり，その場で診断がつかないことも少なくありません。しかし，やるべきことをきちんとやりさえすれば何ら問題はないのです。ムッタの弟 日々人もこう言っています。

「世の中には絶対はないかもな。でもダイジョウブ。俺ん中にあるから」(『宇宙兄弟』7巻 ♯6. ロケットロード より ©小山宙哉/講談社)

　本誌では意識障害(意識消失)の頻度の高い原因ごとに，そのアプローチ，現場でやるべきことをまとめました。みなさんの意識障害の対応が「何となくわからない」から「わかる」となれば幸いです。

　さいごに，いつも支えてくれる家族へ，"ありがとう"。

2019年4月　　　　　　　　地方独立行政法人総合病院国保旭中央病院救急救命科医長

坂本　壮

CONTENTS
意識障害
jmedmook 61
2019年4月

[著者]
坂本　壮（地方独立行政法人総合病院国保旭中央病院救急救命科医長）
安藤裕貴（一宮西病院総合救急部救急科部長）

対談「意識障害」

第1章　本誌の使い方
- A総合病院・Bクリニックの設定 …… 2

第2章　意識障害
1. 意識障害のアプローチ …… 4
2. 意識障害×低血糖 …… 11
3. 意識障害×脳梗塞 …… 18
4. 意識障害×クモ膜下出血 …… 28
5. 意識障害×感染症 …… 34
6. 意識障害×薬剤 …… 45
7. 意識障害×肝性脳症 …… 55
8. 意識障害×精神疾患 …… 64
9. 意識障害×痙攣 …… 77
10. 意識障害×電解質・内分泌異常 …… 85

第3章　意識消失
1. 意識消失のアプローチ …… 104
2. 意識消失×心原性（心血管性）失神 …… 114
3. 意識消失×消化管出血 …… 129
4. 意識消失×反射性失神 …… 140

索引 …… 147

▶ Column

- 脳出血? 脳梗塞? 画像を撮らずにして判断は可能なのか?　　25
- 脳梗塞治療アップデート　　25
- アルコール関連の意識障害──急性アルコール中毒　　63
- うつ病を甘くみてはいけない!　　76
- ショック+徐脈を診たら?　　101
- 自分の脈拍,把握していますか?　　111
- 女性を診たら妊娠と思え!　　111
- 薬剤による失神　　112
- エコーは難しい!?　　126
- 軽症頭部外傷患者に頭部CTは必要か?　　126
- ワルファリン内服患者の出血への対応　　138
- 備えあれば憂いなし　　139
- 造影剤腎症を気にする必要はあるのか!?　　146

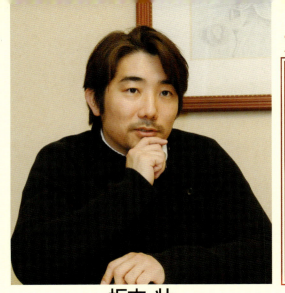
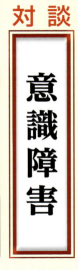
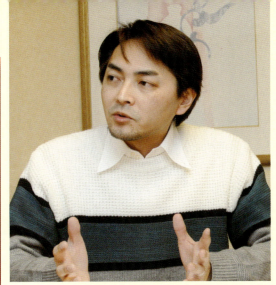

対談

意識障害

坂本 壮
（地方独立行政法人総合病院国保旭中央病院救急救命科医長）

安藤 裕貴
（一宮西病院総合救急部救急科部長）

今回の jmedmook の著者であり，救急の現場の最前線でご活躍されている坂本 壮先生，安藤裕貴先生のお二人に，「意識障害」をテーマとして「苦手を克服する心構え」「診療のワザをどう身につけるか」「環境に応じた診療のコツ」について話を聞いた。

「意識障害」診療が苦手な医師は多い!?克服のための心構えについて

――今回のテーマである「意識障害」の診療を苦手に感じる医師は少なくないようですが，その理由と克服のための心構えについてお聞かせ下さい。

【坂本】 実際，意識障害は救急外来で最も頻度の高い症候です。誰もが経験するもので，苦手意識というより，惰性でやってしまいかねない所があると思います。

検査をするにしても，検査前確率を意識したアプローチが重要ですが，その辺を忘れて「とりあえず意識が悪いからCT」としてしまっている印象があります。最終的に診断はできても，そこまでのアプローチが適切かというと，そうではない行動ってよくあると思うのですよね。

【安藤】 それはありますね。教科書とかマニュアルに書いてあるような意識障害や失神と，実際の臨床との違いを考えていくと，患者さんはそれぞれの背景がある中で意識障害を起こしています。たとえばインフルエンザが流行っていて，その発熱が原因でボーッとしているのも意識障害でしょうし。しかしそのような中から，「意識障害」だけを切り出して教えているので，教え切れていないという所があります。そのため，「背景＋意識障害」「背景＋失神」というとらえ方がなかなかできず，そこに少し難しさや苦手意識があるのかもしれないですね。

【坂本】 入り口が意識障害で来るパターンもあれば，発熱でボーッとしているパターンもあり，それを意識障害ととらえられるか，そういう難しさがあるのかもしれません。明らかに「意識が悪いです」と来たらこうアプローチする，でも「発熱」で来たら感染症・敗血症から考えるみたいなことにもなりかねませんし。

【安藤】 なるほどね。

【坂本】 我々が所属する，研修医がいるような大き

な病院では何でも検査できてしまうので,「意識が悪いからとりあえずCT」「網羅的に検査を出せばよいのでは」と考えて病歴やバイタルがおろそかになっている印象があります。それゆえ,その環境がなくなったときに非常に難しさを感じるのかもしれないですね。

【安藤】確かにおっしゃる通りで,検査で何とか解決しようという方法だと,大きい病院やいい病院に行くしかなくなってしまう。意識障害や失神のアプローチは,病歴,バイタル,身体診察とたくさんありますが,それをおろそかにして「とにかく検査」とするのは変ですよね。なので,**できるだけきちんとアプローチの仕方を学んでいくと,やり方がわかって苦手意識が克服されていく**というのはあると思います。

【坂本】意識障害という症候に特化していえば,やはり意識が悪いのでその方から直接聴取できないというのも難しさのひとつだと思います。ですので,そこで**家族に今までの経過を聞くとか,救急隊に現場の状況を聞くとか,そういう踏み込んだ一手間が大切になります**。

意識障害というと,病歴聴取は大事だけれども,面倒くさかったり,よくわからないということで諦め,検査に回っているというのもあると思うのです。周りの人から話を聞いたり,情報収集をすることで「なんだ,これが原因じゃないか」と見つかることはすごくよくあります。

「意識障害」診療のワザをどう学ぶか!?

――意識障害の診療の技術を身につけていく上で大切なことなど,先生方の経験を交えて具体的な話をお聞かせ下さい。

【坂本】たとえばフローチャートなどは,私たちが研修医の時代からありますよね,「低血糖の否定は必須」など。けれども,「明らかに脳卒中でしょう,低血糖を否定する意味ある?」というようなとき,何か1例でも「ああ,低血糖だった」という例を経験すると,実践から学び,改めてその重要性を認識するので,日々の臨床の中で絶対に忘れてはいけないということを強く植え込まれます。あと,意識障害だとわからないので検査をするけれども,病歴として家族に「ちょっと意識が悪いのですが,普段通りですか」と聞いてみると,何か悪そうに見えてもそれが普段通りで「なんだ,意識障害じゃなかった」ということもあるので,診療のワザというのはやはり,「急がば回れ」的な所があると思いますね。

【安藤】私自身はどうかな。「低血糖をきちんと除外してから脳梗塞を疑いましょう」というような,意識障害診療のセオリーを知っているのと知らないのでは,やはり大きな違いがあると思います。やみくもにやっていれば,検査漬けで解決してしまうという方向になりがちでしょうし。**まずはきちんとセオリーをマスターすることです**。

そしてもう1つ,福井大の寺澤秀一先生という私の師匠に教わった言葉として,「**問診とは患者さんの人生観に寄り添うことである**」というものがあります。最初は意味がわからなかったのですが,

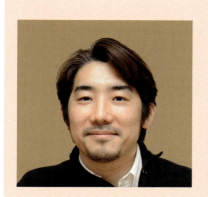

坂本 壮
2008年順天堂大学医学部卒業。順天堂大学医学部附属練馬病院での初期研修を経て,同病院の救急・集中治療科。2019年より現職。

患者さんをたくさん診ている中で気づいたこととして，**実は私たちの目の前に意識障害とか失神で現れる患者さんも，家族から過去のことなどを聞いていくと，こうして，こうなり，その前はこうして，こうなっていった…とたくさんの点がつながり，広げていくと人生になっていくのです**。それがわかれば私たちも検査をせずに，パッと診断がつくことも多いかもしれません。人生観に寄り添うというか，そこまで病歴の話が聞けると，かなり正解が出せるのではという気がしますね。

【坂本】結局，その辺りが非常に重要になりますね。もう1つあるのは，たとえばERだと，ERは担当するけれども入院は別の科に行くということもあったりします。そういうときに，あの患者さんはどうなったのかなと，**その後の結果をふまえてもう一度フィードバックすることが重要**だと思います。勉強法として，最終的にあの患者さんはどうなったのか，問題はないので帰ったけれどその後本当に何も起きていないかなどは，気にかけるようにしています。

【安藤】追跡するということですね。

【坂本】はい。入院してくれたらよいのですが，ベッドがないため転院する方も最近は多いです。そうすると，その先の経過はわからないことがあるので，**返書を確認したり，場合によってはこちらから連絡するなどは意識してやるようにしています**。

【安藤】その場で終わりにしないということが大切ですね。

総合病院・クリニック
—— それぞれで診る「意識障害」

——本文ではA総合病院（研修医や若手の先生が働く大きな病院），Bクリニック（1人で多くの患者さんを診なくてはならない小さな医療機関）として，異なる環境ごとの対応が書かれていますが，その意図について教えて下さい。

【坂本】意識障害へのアプローチといっても，場所によって対応はかなり違ってきます。ですが，今の研修医などはBクリニックのことをよく知りません。3年目以降になって入局して外勤に行き，そこで初めて知るということも多いのです。そのような環境の違いについてしっかりわかってほしいというメッセージが1つあります。

あとは開業医の読者の先生に，このようなときは病院に送ってもらってかまわないというようなポイントを伝えたかったというのがありますね。

【安藤】そうですね。A総合病院の先生向けの本はたくさんあります。たとえば，こういう場合はCT・MRIを撮りましょう，髄液検査をしましょうと書いてありますが，Bクリニックの先生はやりたくてもできないことが多いです。しかし，それですぐに病院へ送ってよいものか，もう少しアプローチを深めて，その上で送ったほうがよいのかなどについての内容も盛り込みたいというのがありました。

【坂本】そうですね。理想は当然，たとえば髄膜炎を疑ったら腰椎穿刺ですが，Bクリニックでそれをしたら診療はストップしてしまうので，疑った

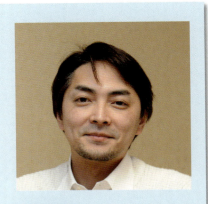

安藤裕貴
2008年富山大学医学部卒業。福井大学医学部附属病院救急・総合診療部，名古屋掖済会病院救急科を経て2018年より現職。

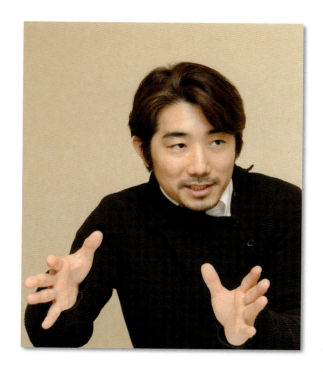

―― 「意識障害」を診る上で，A総合病院・Bクリニックで共通して意識すべきこと，対応すべきことはありますか。

【坂本】やはり**病歴，バイタル，身体所見は共通**となります。特に病歴でいうと，失神という時点ですでに突然発症なので「まずいな」という認識から入るし，意識障害でも突然意識がなくなったのであれば大抵emergencyなので，そのキーワードが出た時点で総合病院に送りますよね。

【安藤】そうですね。それに加えて**「救急のA・B・C」は共通**ですね。意識障害や失神はDの異常となるので，その前に気道・呼吸・循環は大丈夫なのかをチェックするのは両者とも必要だと思います。

―― では，逆に異なってくる点はありますか。

【坂本】Bクリニックの先生だと，患者さんの背景をある程度把握しているのであれば，時間軸を意識した対応ができると思います。
たとえば脳梗塞が起こったとしても，この患者さんは普段からフレイルで生活機能も低下しており，脳梗塞になったとしても積極的な治療はしない方だとわかっていて，本人・家族の同意があるのならば，慌ててA総合病院には相談しないでしょう。それなら検査をしても治療が変わるわけではないから，一晩様子をみて判断しようということができるかもしれません。
A総合病院はその情報をキャッチするのが難しいですよね。初療の患者さんで，救急車が多く来ている中でその救急外来を上手く回さなければいけないということを考えると，それがわかっていても，ひとまず診断のために検査をするというのが現実なのではと思います。

【安藤】そうですね。あとは，意識障害の程度や傾向も若干違ってくると思います。やはりA総合病院は救急病院だったりするので，救急車で来たり，施設の方が車で連れて来たりと，意識状態が

段階で低血糖くらいは否定したら送ってもらってOKですよ，ということを伝えたい。
逆に，A総合病院で待ち構えているBクリニックのことを知らない先生が，それで文句を言ったりすることがあるので，病院の先生は1日救急車10〜20台くらいかもしれないけれど，開業医の先生は100人以上の患者さんを診ていることも少なくない，などということを伝えて，**お互いが背景を知ってアプローチを考えることの重要性を伝えたい**です。

【安藤】そうですね。紹介状や電話にしても，相手の立場がわかり，相手が今こうじゃないかなと思いながら伝える情報や，あるいは受け取る情報は，恐らくそれぞれに意識が違ってくると思うのですよね。ですから，このA総合病院とBクリニックという設定は，実はとても重要なアプローチなのではないかと思っています。

かなり悪い方が多いですよね。クリニックや規模が小さい病院では，そういう人は少ないと思います。クリニックだったとしても，普段診てもらっている先生に診てもらいたいからということで家族が連れて来るという点がだいぶ違いますね。

評価指標や推奨とリアルとのギャップ

——本文でも多くの指標や推奨が挙げられていますが，それらと現実的な対応とのギャップについて，実例を挙げながら，お考えを聞かせて下さい。

【坂本】本文でも少し述べましたが，たとえば軽症頭部外傷の患者さんが現れたとします。軽症のようでも外傷であれば，A総合病院なら十中八九CTを撮るではないですか。そのときに使うルールもいくつかありますよね。Canadian CT Head RuleやNew Orleans Criteriaなど様々ありますが，その中でやはり気になるのは「60歳以上」とか「65歳以上」という項目があることです。

【安藤】年齢の切り方が若いですよね。

【坂本】**私自身，年齢で切れる時代ではないのではという思いが，どの指標を使う上でもあります。**

【安藤】ありますね。必ずしも指標やマニュアル通りにいくかというと，当然ながらそうではありません。たとえば頭を打っているにしても，抗凝固薬を飲んでいる高齢者と，抗凝固薬を飲んでいない，元気で意識も良く，麻痺もない高齢者の頭部外傷は別物ですよね。一括りに60歳以上／65歳以上だからとは，やはりしにくいです。

【坂本】とりあえずルールがあるから，それを参考にするのはよいですが，必ずしもその通りにいくわけではないので，常に考えるべきだと思います。
A総合病院ではCTがいつも稼働していて，場合によってはMRIも撮れる中で，頭を打った高齢者が来たときに撮りたくなる気持ちはよくわかります。ただそのときに「とりあえずCT」として撮るのと，本当に必要かを吟味しながら念のため撮るのではわけが違うと思うのです。あとは「受傷してからの時間」も重要だと思っています。昨日頭を打って，今日何も問題がなければ，まあ頭の中は何もないよなとか。そういう感覚も，やはり病歴なのでしょうが，重要ではないでしょうか。

【安藤】そういう指標に「時間経過」はあまり入っていないですよね。我々が診ているのは，患者さんが悪くなっている過程なのか，横ばいの状態か，それとも良くなっている過程なのか，わからないことがありますよね。逆にそこをある程度明らかにするのが「病歴」ということになってきます。その上で指標を使うか，指標通りにやるか，やらないかを判断する。指標は1つの言い訳なのかなと思います。何か検査をするときに，本当は必要ないかもしれないけど，「指標によるとこうだからやっておくか」という理由のひとつとして使うくらいでよいのではないかと思うのですよね。

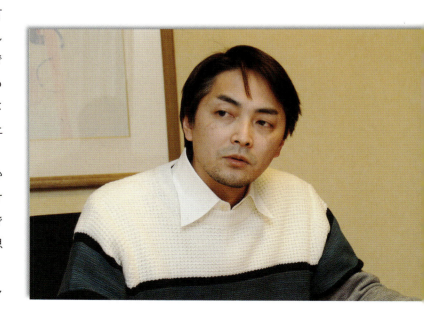

【坂本】見積もるためのルール，prediction ruleとかそのような指標に関しては，「ちょっとよくわからないけど，これ，○○ぽいの？ ○○ぽくないの？」というときには使えても，自分が「○○ぽい」とか「○○ぽくない」と思っているときに，ルーチンに考えるものでもないですよね。

【安藤】個々の患者さんに応じて考えなければいけないですね。まずは考えて，あてはめて，家族や本人と話し合い，「このようなものもありますが，どうしましょうか？」と尋ねて，「それならやりたいです」あるいは「いや，いいです」とすり合わせた上で検査をするべき，あるいは方針を決めていくべきだと思います。

「意識障害」診療のスキルアップをめざすあなたへ！

――本誌を読んでスキルアップをめざす読者へメッセージをお願いします。

【坂本】本誌はA総合病院・Bクリニックという形で，アプローチ方法を大きく2つにわけています。たとえば，意識が悪い患者さんが来たとき，CTやMRIなど様々な検査ができる環境であればアプローチに困ることは限られるかもしれませんが，検査ができない環境に行ったら，皆さんのそのアプローチは崩れてしまいませんか。

このようなA総合病院で働いている先生には，検査ができない環境のときにどうアプローチすべきかについて本誌で学んで頂きたいです。また，Bクリニックの先生から紹介があれば，その背景や環境を理解した上でA総合病院にて対応するようにしてほしいと思います。

検査が行える環境だとできたことが，検査が行えない環境ではできなくなり，それによって患者さんのマネジメントが変わるということはおかしいですし，やはりしっかりと軸を持っていたほうがよいと，私も安藤先生も今までの経験から考えています。この辺りのことについても，ぜひ本誌で学んで頂きたいです。

【安藤】私も坂本先生も若い頃があり，そのときはよくわからずにやっていた所もありましたが，本誌ではその部分を可能な限り1つずつ深掘りして書きました。本誌を通して意識障害のアプローチ，そして細かい所に対する深さと広さを学び，多くの患者さんにとって不利益がないよう，早く効率的に，家族の同意も得ながら診療を進めるワザを学んで頂きたいと思います。

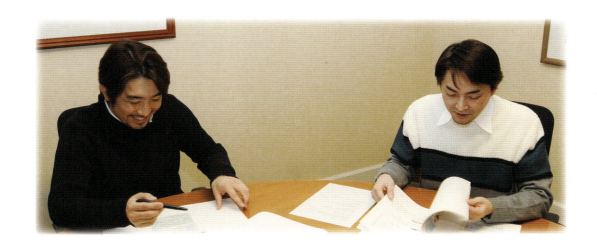

第1章
本誌の使い方

A 総合病院・B クリニックの設定

1章 本誌の使い方

A総合病院・Bクリニックの設定

本誌では「A総合病院」「Bクリニック」という異なるシチュエーションを設定し，アプローチの違いについて解説しました．以下では，この設定について説明します．

- 「意識障害だから頭部CT撮影ね！」これはしばしば聞くフレーズです．決して間違いとは思いませんが，意識障害の原因が頭蓋内疾患とは限らないことや，バイタルサインが不安定な状態であれば患者を移動させることも危険です（最近は救急外来からCT室が近く，昔ほど撮影するのに苦労はいらなくなりましたが…）．
- 研修医の先生方が働いている病院の多くは，CTがいつでも撮影可能なことが多いでしょう．しかし病院によっては，夜間は撮影ができない，または撮影する場合には技師さんを呼び出さなければならない施設も少なくありません．また，多くのクリニックや休日・夜間診療所ではそもそも頭部CTがありません．頭部CTがないから意識障害患者のマネジメントができないのでは困ってしまいますよね．
- 本誌では意識障害，意識消失の基本事項をなるべく現場目線でわかりやすく解説したつもりです．しかしながら，どうしても場所によっては対応が困難な症例も存在します．特に，意識障害，意識消失をきたす疾患には，重症度や緊急度が高い疾患も多く含まれるため，頭を悩ませることも少なくないでしょう．人手が多く，検査も何でもいつでもできる病院と，1人で限られた検査で対応することが求められるクリニックでは，やるべきことは一緒でもできることが異なるわけです．各項の最後には，A総合病院とBクリニック（**表1**）における対応を記載しています．意識障害や意識消失についての救急系の書籍では，どうしてもA総合病院寄りの記載が多くなってしまいますが，実際にはBクリニックのようなシチュエーションでそれらの症状を診ることもありえます．また，若い先生の中には，A総合病院で働いていると，何でもできるが故に検査に頼りがちになったり，Bクリニックの現状（忙しさやできることが限られるなど）を把握できておらず不平不満を漏らしてしまう人もいます．ここは困っている患者のためにも，両者協力して適切なマネジメントをめざしましょう．
- 各項の最後には本文の内容をわかりやすくまとめたチェックパネルがついています．本誌を読み終えた後，現場ではパネルをチラ見しながら対応してみて下さい！　それでは本編スタートです．

表1　A総合病院とBクリニックの特徴

A総合病院	● 研修医や専門医など人手が豊富 ● 検査はいつでも何でも施行可能（CT, MRI, 腰椎穿刺など） ● 検査結果も迅速に判明 ● 画像は放射線科の読影がつくことも多い
Bクリニック	● 基本は1人で診療 ● 検査は採血やX線，エコー，心電図などは可能 ● 採血は急いでも数時間かかることもめずらしくない ● X線，エコー，心電図は自身のみで読影

第2章

意識障害

1. 意識障害のアプローチ
2. 低血糖
3. 脳梗塞
4. クモ膜下出血
5. 感染症
6. 薬剤
7. 肝性脳症
8. 精神疾患
9. 痙攣
10. 電解質・内分泌異常

2章　意識障害

意識障害のアプローチ

意識障害のアプローチの **3つのPoint**

▶ 客観的に評価しよう！
▶ 普段の意識レベルと比較し，意識障害を見逃さないようにしよう！
▶ 意識障害患者に対するアプローチ方法を確立しよう！

1　意識障害の評価：意識障害の客観的指標を頭に入れておこう！

- 意識障害は救急外来ではしばしば遭遇します。また，クリニックなどでも「普段と様子がおかしい」「ぐったりしている」という訴えで家族が高齢者を連れてくることも少なくありません。
- 意識障害を客観的に評価する指標としてJapan Coma Scale (JCS) (**表1**)，Glasgow Coma Scale (GCS) (**表2**) は最低限頭に入れておきましょう。**図1**[1)]に示した「アジミ体操」が覚え方の参考になります。「なんだかおかしいです」「ぼーっとしています」では，相手に正しく伝わりません。

表1　Japan Coma Scale (JCS)

大分類	小分類	JCS
1桁 自発的に開眼・瞬き動作・または話をしている	意識清明のようだが，いまひとつはっきりしない	1
	今は何月だか，どこにいるのか，または周囲の者（看護師・家族）がわからない	2
	名前または生年月日が言えない（不変的なもの）	3
2桁 刺激を加えると開眼，離握手，または言葉で応ずる	呼びかけると開眼，離握手，または言葉で応ずる	10
	身体を揺さぶりながら呼びかけると開眼，離握手，または言葉で応ずる	20
	痛み刺激を加えながら呼びかけると開眼，離握手，または言葉で応ずる	30
3桁 痛み刺激を加えても開眼，離握手，そして言葉で応じない	刺激部位に手を持ってくる	100
	手足を動かしたり，顔をしかめる	200
	まったく反応しない	300

R：Restlessness（不穏），I：Incontinence（失禁），A：Apallic state（失外套状態）またはAkinetic mutism（無動性無言症）
ex. 不穏で3/JCSの場合，JCS 3-Rと表記。意識清明な場合は0/JCS

表2　Glasgow Coma Scale (GCS)

大分類	小分類	GCS
A：開眼 （eye opening）	自発的に	E4
	言葉により	E3
	痛み刺激により	E2
	開眼しない	E1
B：言葉による応答 （verbal response）	見当識あり	V5
	錯乱状態	V4
	不適当な言語	V3
	理解できない声	V2
	発声がみられない	V1
C：運動による最良の応答 （best motor response）	命令に従う	M6
	痛み刺激の部位に手足を持ってくる	M5
	四肢を屈曲する（逃避するような屈曲）	M4
	四肢を屈曲する（四肢が異常屈曲位へ）	M3
	四肢伸展	M2
	まったく動かさない	M1

各分類の合計点で評価。正常は15点満点，深昏睡は3点

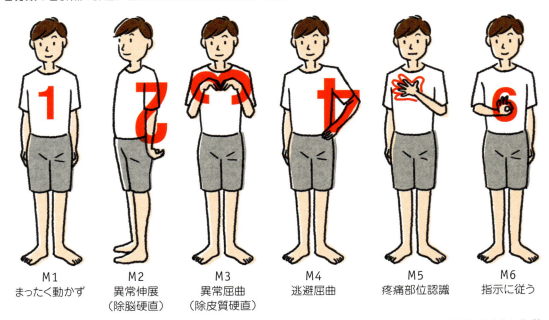

M1	M2	M3	M4	M5	M6
まったく動かず	異常伸展 （除脳硬直）	異常屈曲 （除皮質硬直）	逃避屈曲	疼痛部位認識	指示に従う

図1　アジミ体操

（文献1をもとに作成）

- 注意点としては，意識状態は必ず「普段と比較する」ことです。普段から認知症があり2/JCSである，難聴のため反応が乏しいことがある場合には，診察時の意識が0/JCS，15/GCSでなくても意識清明ととらえることがあるわけです。初診の患者に対応することが多い救急外来では，必ず普段の意識状態を把握している方へ確認する癖を持ちましょう。クリニックなど，かかりつけの状況では判断はそれほど難しくないですね。

2 意識障害の鑑別疾患：「AIUEOTIPS＋α」を頭に叩き込もう！

- 意識障害の原因の覚え方として「AIUEOTIPS（**表3**）」は有名ですね。原因となりうる病態，疾患を知らなければ鑑別はできません。原因は，頭蓋内疾患に限らず多岐にわたります。

表3 意識障害の鑑別疾患 ── AIUEOTIPS

A	**A**lcohol	アルコール
	Aortic dissection	大動脈解離
I	**I**nsulin (hypo／hyper-glycemia)	低／高血糖
U	**U**remia	尿毒症
E	**E**ncephalopathy (hypertensive, hepatic)	高血圧性脳症，肝性脳症
	Endocrinopathy (adrenal, thyroid)	内分泌疾患
	Electrolytes (hypo／hyper-Na, K, Ca, Mg)	電解質異常
O	**O**piate or other overdose	薬物中毒
	decreased **O**$_2$ (hypoxia, CO intoxication)	低酸素，一酸化炭素中毒
T	**T**rauma	外傷
	Temperature (hypo／hyper)	低／高体温
I	**I**nfection (CNS, sepsis, pulmonary)	感染症
P	**P**sychogenic	精神疾患
	Porphyria	ポルフィリア
S	**S**eizure, **S**troke, **S**AH	てんかん，脳卒中，クモ膜下出血
	Shock	ショック
	Supplement	ビタミン欠乏

- AIUEOTIPSのAにAortic dissection（大動脈解離），SにSupplement（ビタミン欠乏）は追加して覚えておきましょう。大動脈解離は突然発症の胸背部痛で来院するのが典型的ではありますが，意識障害など脳卒中様症状で来院することも少なくありません。また，意外と忘れがちなビタミン欠乏（特にビタミンB$_1$欠乏）もぜひ覚えておいて下さい。

3 意識障害のアプローチ

- みなさんは意識障害を認識したらどのように鑑別を進めているでしょうか？ アプローチ方法が確立している方は読み飛ばしてもらって結構ですが，患者ごとに戦略が異なる方は軸となるアプローチ方法を持つことをお勧めします。もちろん患者ごとに起こしやすい意識障害の原因がありますが，限られた時間の中で適切なマネージメントを行うためには，最低限行うべきことを順序立てて頭に入れておくと，見逃しを防ぐことがで

- 私は，**表4**のように**10の鉄則**に沿ってアプローチするようにしています[2]。その理由は本誌を読むと理解して頂けると思います。緊急性，そして頻度の高い（疫学的に多い）疾患を鑑別する手順として参考にしてみて下さい。

表4　意識障害のアプローチ― Dr. Sakamotoの10の鉄則

鉄則①	▶ ABCの安定が最重要！
鉄則②	▶ バイタルサイン，病歴，身体所見が超重要！　外傷検索，AMPLE聴取も忘れずに！
鉄則③	▶ 緊急性，簡便性，検査前確率を意識せよ！
鉄則④	▶ 意識障害と意識消失を明確に区別せよ！
鉄則⑤	▶ 何がなんでも低血糖の否定から！　簡易血糖測定器，血液ガスのチェック！
鉄則⑥	▶ 出血か梗塞か，それが問題だ！
鉄則⑦	▶ 菌血症，敗血症が疑われたらfever work up！
鉄則⑧	▶ 電解質異常，アルコール，肝性脳症，薬物，精神疾患による意識障害は除外診断！
鉄則⑨	▶ 疑わなければ診断できない！　AIUEOTIPSを上手に利用せよ！
鉄則⑩	▶ 原因が1つとは限らない！　確定診断するまで安心するな！

- 各疾患や病態のアプローチは各項で取り上げるとして，ここでは**鉄則①～④**に関して解説します。
- A総合病院に搬送される患者のほうが重症度は高いことが予想されますが，アプローチ方法としては共通しているため，ここではA総合病院，Bクリニックとわけずに述べていきます。

鉄則①：ABCの安定が最重要！

- Airway（気道），Breathing（呼吸），Circulation（循環）を安定させることは，意識障害患者だけでなくすべての患者において重要ですね。バイタルサインというと血圧や体温が注目されがちですが，初診時において，患者の重症度や緊急度を瞬時に判断するためには意識，呼吸に注目するのがよいでしょう。血圧が低めであっても，意識清明で呼吸が安定（回数や胸郭の上がりが十分）していれば，切迫した状態とは考えづらいのに対して，血圧が保たれている状態（たとえば130/80mmHg）であっても，意識障害や頻呼吸を認める場合には重篤な病態が隠れていることが多いのです。そのため，意識障害患者において，呼吸状態が不安定な場合には緊急度が高く，早期に介入する必要があります。
- 呼吸状態が非常に悪い場合（酸素化不良，換気不良）には，気管挿管が必要になることが

ありますが，それ以外に気管挿管を考慮すべきシチュエーションはあるでしょうか？　酸素を高流量投与しても$SpO_2<90％$，または酸素化はそれほど悪くないものの，$PaCO_2>80mmHg$と換気が悪い場合，そして酸素化はなんとか保っているものの，いまにも破綻しそうな呼吸状態の場合には気管挿管を考えます［高流量鼻カニュラ（high flow nasal cannula；HFNC）や非侵襲的陽圧換気療法（noninvasive positive pressure ventilation；NPPV）という選択肢もあるかもしれませんが］。

- 酸素化，換気が安定していても気管挿管を考慮すべきなのはどのような場合でしょうか？　以下の2つの状況が考えられます。

①重度の意識障害を認める場合
急性薬物中毒の患者を想像して下さい。眠剤などを多量に内服後，2時間程度で救急搬送されたとしましょう。来院時，200/JCS，120/80mmHg，脈拍100回/分，呼吸12回/分，SpO_2 95％…の場合，一見すると意識以外のバイタルサインは安定しているため問題ないように感じるかもしれませんが，内服内容によっては，呼吸抑制や誤嚥に伴う酸素化悪化は十分考えられます。絶対に気管挿管をするわけではありませんが，その可能性があることは意識しておきましょう。確実な気道確保目的に挿管することがあるのです。意識が改善したら速やかに抜管すればよいでしょう。

②ショックバイタルの場合
アルコール性肝硬変患者の食道静脈瘤破裂をイメージして下さい。吐血を主訴に来院し，意識障害は認めず，血圧70/30mmHg，脈拍120回/分，呼吸24回/分，SpO_2 98％…の場合，酸素化や換気が問題なければ，このまま緊急内視鏡で止血処置を行ってよいでしょうか。緊急内視鏡中に不穏となり（ショックに伴う脳血流低下），再度吐血，誤嚥を起こし酸素化低下…という経過はめずらしくありません。確実に気道確保を行い，A・Bは安定した状態で，Cの安定に全力を注いだほうが確実です。

鉄則②：バイタルサイン，病歴，身体所見が超重要！　外傷検索，AMPLE聴取も忘れずに！

- 原因を検査に頼ると痛い目にあうことが多々あります。腹痛患者に対してとりあえずアミラーゼを提出し，少しでも上昇していたら膵炎と判断するのでしょうか？　また，発熱患者にとりあえずプロカルシトニンを提出し，陽性であれば細菌感染と考えて抗菌薬を投与するのでしょうか？　詳細は各項で述べますが，検査はいくら感度，特異度が高くても，検査前確率が低ければ提出する意義は乏しいのです。また，たとえ異常値であっても，現在の状況を反映しているか否かはわかりません（急性の変化か否かは不明，以前から異常値の可能性あり）。そのため，常に病歴，身体所見に重きを置いて鑑別を進めるべきなのです。また，病歴や身体所見がはっきりしない場合でも，バイタルサインは確実に評価できます。バイタルサインを確認することができない患者はいませんよね。History・Physical・Vital signs（Hi・Phy・Vi；ハイファイバイ）を怠ることなく，適切に評価しましょう。

- 外傷検索も重要です。たとえば頭部外傷は外来で最も多い外傷ですが，頭に傷を認める患者を診たら，頭とともに頸部も気にするようにしましょう。また，受傷機転がはっきりしない外傷を診たら，全身くまなく評価し，虐待を見逃さないように心がけましょう。

- AMPLE（表5）聴取も忘れてはいけません。特に，内服薬や既往歴の把握は意識障害の原因に直結することも多く，可能であれば来院前に情報を頭に入れておくと鑑別がスムーズに進むでしょう。

表5　AMPLE

A	Allergy	アレルギー
M	Medication	内服薬
P	Past history	既往歴
	Pregnancy	妊娠の有無
L	Last meal	最終摂食時刻
E	Event	受傷機転
	Environment	受傷現場の状況

鉄則③：緊急性，簡便性，検査前確率を意識せよ！

- 意識障害をきたす疾患の多くは緊急性が高いですが，その中でも低血糖や脳卒中，敗血症は迅速な初療が患者の予後を改善します。また，血糖値や電解質異常，頭部CTなどはA総合病院クラスであればいつでも施行可能な検査でしょう。Bクリニックでも血糖値は確認できることが多いと思います。そして，患者のバイタルサインや基礎疾患などから，患者ごとに認めやすい意識障害の原因を推測することができます（検査前確率を意識）。たとえば心房細動を認め，抗凝固薬を内服していない患者が，突然左上下肢の麻痺を認めたという病歴であれば，それは十中八九，心原性脳塞栓症でしょう。また，来院前日に初めて眠剤を内服した患者が，翌朝「ぼーっとしている」という訴えで来院し，意識以外のバイタルサインが普段通りであれば，それは眠剤に伴う傾眠でしょう。
- 経験を積めば，検査前確率をあらゆる角度から高め，短時間で診断にたどり着くことができるようになるはずです。しかし，そうなるまではアプローチ方法を持っておくとよいということです。

鉄則④：意識障害と意識消失を明確に区別せよ！

- 意識障害，意識消失，一過性意識障害，一過性脳虚血発作，痙攣，てんかんは似て非なる言葉です。それぞれ正確に理解しておく必要があります。
- 意識障害と意識消失の違いは，簡単に言えば，清明ではない意識状態がどれほど継続するかということになります。意識消失の中でも，失神であれば通常，数秒から数分以内に普段通りの意識状態へ改善します。それに対して，意識障害というのは，意識の改善が数分以内には認められません。
- 意識障害と意識消失を明確にわける必要があるのは，それぞれ考えるべき原因が異なるからです。極論を述べれば，意識障害を認める場合には，その原因が頭蓋内疾患である可能性は高いですが，意識消失であれば頭蓋内疾患はまず考えません（クモ膜下出血は例外）。

◎

- ここまで鉄則①～④は患者来院前から意識（以前のカルテで治療中の疾患や既往歴，内服歴を把握）し，来院後速やかに評価します。鉄則⑤以降は各項でそれぞれ学んでいきましょう。

文 献
1) 安心院康彦, 他：プレホスピタル・ケア. 2008；21(5)：1-3.
2) 坂本 壮：救急外来 ただいま診断中！. 中外医学社, 2015.

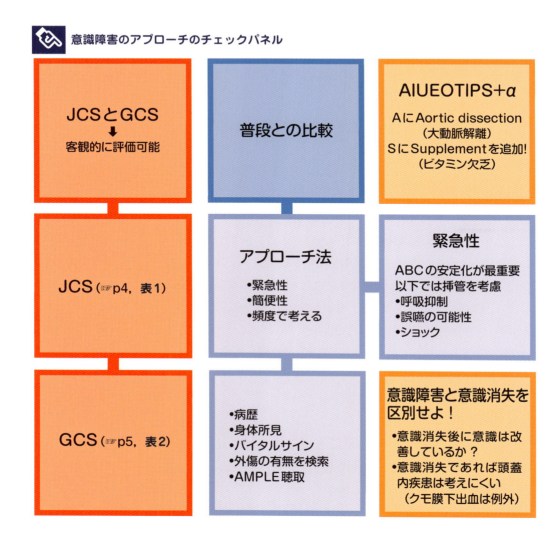

意識障害のアプローチのチェックパネル

2章　意識障害

意識障害 × 低血糖

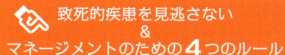

致死的疾患を見逃さない
＆
マネージメントのための**4**つのルール

▶ ブドウ糖を投与して終わりではない！しっかり原因を考えよう！
▶ 一度上がった血糖値が再度低下する場合もあるので注意しよう！
▶ 外来で対応可能なのか，それとも入院が必要なのかを短時間で見きわめよう！
▶ 低血糖は低血糖でも，敗血症を伴った重篤な病態である場合も念頭に置く！

1　原因としての低血糖を考えるにあたって

■ 意識障害の原因として低血糖はあまりにも有名ですが，血糖値を測定して低い場合ブドウ糖を投与すればよいというものではありません．しっかりと原因を考える必要があります．また，一度上がった血糖値が再度低下する場合もあるのです．外来で対応可能なのか，それとも入院が必要なのかを短時間で見きわめる必要があります．低血糖は低血糖でも敗血症を伴い重篤な病態で…なんてこともあるのです．本項では低血糖患者の意識障害をいかにマネージメントするかを学びましょう．

2　低血糖の原因

■ 診療の場所によらず，原因は限られます．**表1**に挙げた中ではインスリンやSU薬など医原性の原因が最多です．また稀ではありますが，抗菌薬・抗精神病薬などの薬剤の可能性もあります．

■ 糖尿病で治療中の患者であれば，まずは医原性を考えます．特に，血糖降下作用の強力な薬（インスリンやSU薬など）を積極的に考えましょう．

■ 胃切除後のダンピング症候群であれば，手術痕が存在することが多いでしょう．身体所見において常に怠らず

表1　低血糖の原因

	ブドウ糖を投与して終わりではない！
①	糖尿病治療関連（インスリン，SU薬など）
②	アルコール
③	低栄養
④	胃切除後のダンピング症候群
⑤	感染症
⑥	その他

観察すれば，その可能性もいち早く気づくことができます。
- るい痩の患者では低栄養状態を考慮し，意識障害を認める場合はまず低血糖を考えて対応しましょう。その際，ビタミンB_1の投与も忘れてはいけません。ビタミンB_1に関する詳細は後述しますが，低血糖患者では常にビタミンB_1欠乏も意識しておく癖を持っておきましょう。常に投与するわけではありませんが，意識しておかなければ忘れます。
- 糖分やビタミンの投与は簡単かつ安価です。海外では意識障害の原因に対して，"Do DON'T"（表2）という語呂合わせがあり，意識障害患者にまず行うべきこととしてこれら4項目が挙げられているほどです。

表2　Do DON'T

意識障害患者では何も考えず行っちゃう?!		
D	**D**extrose	ブドウ糖
O	**O**xygen	酸素
N	**N**aloxone	ナロキソン*
T	**T**hiamin	ビタミンB_1

*ナロキソンは麻薬の拮抗薬であり，本邦で使用する頻度は低い

3　低血糖の症状：症状多彩，低血糖を見逃すな！

- 症状は多彩です。冷や汗や動悸，構音障害などの症状から，痙攣，意識障害（軽度～重度）を伴うことも少なくありません[1, 2]。A総合病院における低血糖の受診パターンとして多いのは，意識障害による救急搬送でしょう。それに対してBクリニックを受診する場合には，「なんとなくおかしい」「呂律が回っていない」などの訴えや，一見すると重篤感はない状態での受診が多いと思います。
- なんとなくおかしい（1/JCS），見当識障害を認める（2/JCS）など，とにかくわずかでも「意識障害」を認める場合には「低血糖」を考えるようにしましょう。

4　低血糖の診断はWhippleの3徴で！

- 一般的に血糖値が70mg/dL以下の場合には低血糖と判断されますが，いくつか満たすべき条件があります。血糖値が低いことが意識障害などの症候の原因であるとすれば，血糖値が上昇した際にそれらの症状も改善することが条件です。
- また，血糖値が低いものの，症状を一切伴わない場合もあります。糖尿病患者の治療中に多く，この場合には薬剤調整や糖分の摂取を促すことは必要ですが，慌てる必要はないでしょう。
- Whippleの3徴（表3）[3]を押さえておきましょう。誰もが聞いたことはあると思いますが，臨床の現場では意外と忘れがちです。低血糖と診断するためには，表3のすべてを満たす必要があります。

表3　Whippleの3徴

低血糖を正しく診断しよう！	
①	低血糖と矛盾しない症状
②	適切な方法で測定された血漿グルコース濃度の低値
③	血漿グルコース濃度が上昇した際の症状の改善

（文献3より改変）

- **表3**のうち③を忘れ，糖分を補充して経過観察となっているケースを時に経験します。グルコースの濃度が上昇した際に症状が改善しなければ，血糖が低い以外に他の意識障害の原因があると考え，鑑別を進める必要があります。

5　低血糖患者の対応：ブドウ糖投与後にすべきこと

- 意識障害患者において，血糖値が低いということを簡易血糖測定器や血液ガスで認知したら，ブドウ糖を投与しないという選択肢はありません。ブドウ糖の投与に加えて，忘れてはいけないことは以下の①〜④です（**図1**）。

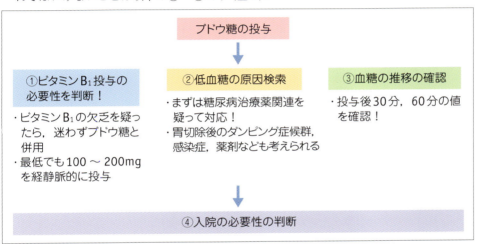

図1　低血糖患者の対応

①ビタミンB_1投与の必要性の判断

- ビタミンB_1はブドウ糖の代謝に使用されます。そのため，ビタミンB_1が枯渇している患者に対してブドウ糖を投与すると，ビタミンB_1がさらに消費されるばかりか，治療が奏効しません。
- 成人においてビタミンB_1の必要量は1日当たり2mg以下とされ，1mg程度摂取していればまず足りなくなることはありません。しかし，ある一定期間，摂取が乏しくなると枯渇する可能性はあります。1つの目安としては2週間と覚えておきましょう。2週間以上食事が十分にとれない期間が持続している患者では，迷わずビタミンB_1をブドウ糖と併用するようにして下さい。
- ビタミンB_1が欠乏することで引き起こされる病態で，最も有名かつ重篤になりうるのはWernicke脳症と，それに続発するKorsakoff症候群です。
- Wernicke脳症は意識障害，眼球運動障害，運動失調の3徴が特徴ですが，すべてそろう症例は17%にすぎず，症状のうち意識障害が82%と最多であると言われています[4]。

3徴の有無ではなく，意識障害を認める患者の背景によって，ビタミンB_1を投与するか否かを判断する必要があるのです。

- Wernicke脳症を引き起こしやすい患者背景として最も有名なのはアルコール多飲患者ですが，それ以外に妊娠悪阻，栄養不足（るい痩，飢餓など），白血病やリンパ系・消化管の悪性腫瘍，そして利尿薬などの薬剤も原因となりえます。初診の患者が多い救急外来では，患者背景も不明なことが多いため，迷ったらビタミンB_1は投与したほうがよいでしょう。
- ちなみに，ビタミンB_1の実際の数値を把握するためには，専用のスピッツで採血することが必要ですが，結果が判明するのは数日後であるため，疑ったらビタミンB_1を投与するべきです。
- ビタミンB_1は，経口では吸収が不安定であるため，経静脈的に投与しましょう。投与量の絶対的な決まりはありませんが，最低でも100～200mgを経静脈投与して下さい。Wernicke脳症を積極的に疑っている場合には，500mgを経静脈投与（30分以上かける）し，その後1,500mg／日（500mg×3）のペースで投与開始します。

② 低血糖の原因検索

- 血糖を補正して終わりでは困ります。再燃・再発を防ぐためにも，なぜ低血糖に陥ったのかをきちんと調べる必要があります。
- **表1**を今一度確認しましょう。糖尿病患者か否かで原因は大別されますが，初診の患者では情報が不明な場合も少なくありません。まずは頻度として多い，糖尿病治療薬関連を疑い対応しましょう。そのためには，インスリン使用歴や内服薬の確認，インスリン注射痕や，インスリンボール＊の有無を最低限確認しましょう。意識障害を伴い本人からの聴取が難しい場合には，付き添いの家族やかかりつけ医に情報提供を依頼しましょう。

    ＊インスリンを繰り返し同一部位に注射することでできるしこり。注射部位を変えずに注射し続けると皮膚に変化が起き，インスリンの効果が出なくなる。

- 胃切除後か否かについては，腹部の手術痕と内視鏡治療歴の有無を確認しましょう。開腹術後であれば，脾臓の摘出の有無も確認して下さい。敗血症を合併しているのであれば，脾臓摘出後の場合には重篤化するリスクがあり注意が必要です。
- 感染症を合併している場合や，感染症に伴う副腎不全によって血糖が低い場合には，その患者は重篤な病態と考え対応する必要があります。たとえ，その患者が糖尿病患者で経口血糖降下薬を内服したものの，食事摂取量が普段と比較して少なかったために引き起こされた低血糖であったとしても，今後の薬剤調整は必要であり，腎機能障害などを併発していると薬剤の効果は遷延しかねません。
- 低血糖単独では，バイタルサインは安定していることが多いため，SIRS criteriaを満たす場合や，さらにはqSOFAを満たす場合（☞2章5）には積極的に感染症の関与を考え，fever work up（①血液培養2セット，②胸部X線，③尿一般検査・尿培養など）をするようにしましょう。

- 原因が確定できない場合には要注意です。私も数例ですが，インスリンを自殺目的に300単位皮下注した症例，抗菌薬などの薬剤に伴う低血糖といった症例を経験しています。原因がわからない場合には，それのみでも入院適応と考えて，その後の経過を確認する必要があるでしょう。

③ 血糖の推移の確認

- 低血糖患者にブドウ糖を内服，静注し，血糖値が上昇するのはあたりまえといえばあたりまえです。投与後30分程度で確認するのが一般的ですが，その数値が正常域以上に上昇して安心してはいけません。その後60分値も確認するようにしましょう。意識が改善し，経口摂取が可能であっても，血糖が再度低下するようであれば点滴管理が必要となる可能性が高く，入院適応です。

④ 入院の必要性の判断

- 上記の内容を考慮し，入院適応か否かを判断します。帰宅可能条件として筆者は**表4**を評価しています[5]。

表4 低血糖患者の帰宅可能条件

特に①～③は必須項目！
① Whippleの3徴を満たす
② 原因が判明している
③ 経口摂取が可能である
④ 急激な腎機能低下を認めない
⑤ SU薬，インスリンを使用していない
⑥ ブドウ糖投与60分後の血糖値≧30分後の血糖値
⑦ 定期処方内の投与量である
⑧ 付き添いがいる
⑨ 日中である

6 それぞれの医療機関における対応

A総合病院での対応

- 意識障害を主訴に救急搬送された患者と仮定しましょう。まず，バイタルサインがおおむね安定していれば，次に意識の程度をJCS，GCSなどの客観的な指標で評価します。そして，意識障害を認める場合にはルート採血をして，一般の採血項目を提出するとともに，簡易血糖測定器や血液ガスで速やかに血糖値を確認します。

- 血糖値が低い場合には，経静脈的なブドウ糖投与を行います（意識障害の程度によりますが，経口が難しいと判断したら速やかに経静脈的に対応します）。50％ブドウ糖を40mL静注しましょう。その際，ビタミンB_1の投与も必要な患者と判断した場合（背景が不明な患者を含む）には，ビタミンB_1（ビタメジン®など）を最低でも100mg静注しましょう。
- ブドウ糖投与後，Whippleの3徴を満たし，意識障害の原因が低血糖と判断できれば，その後の意識障害の原因検索は原則不要です。頭部CTを意識障害患者にルーティンで撮影する必要はないわけです。
- 重要なのは，低血糖へ陥った原因です。シックデイ*による影響，誤った内服やインスリン投与方法など，明らかな原因が判明すればそれ以上の精査は不要ですが，バイタルサインにおいて頻呼吸や頻脈が継続する場合には，敗血症などの感染症の関与も忘れずに対応する必要があります。

  ＊糖尿病患者が感染症などによって具合が悪く，食事が摂れないため血糖値を下げる薬の調整が必要な状態。

- ブドウ糖投与後，血糖値を30分，60分と確認し，その他，**表4**の条件をクリアしていれば帰宅可能と判断してよいでしょう。その際には，かかりつけ医に対する紹介状を作成し，今回の経過を必ず伝えて再発に努めましょう。

Bクリニックでの対応

- Walk-inで来院，または施設などから家族や施設職員とともに車椅子に乗って来院することが多いのではないでしょうか。ぼーっとしている，元気がない，冷や汗や動悸の訴えなど多彩な入口がありますが，普段と違っておかしいと判断したら，簡易血糖測定器で血糖値を速やかに確認するとよいでしょう。採血はすぐには結果が出ないことがほとんどであり，血液ガスの機械を置いている開業医はめずらしいと思います。
- 血糖値が低ければ速やかにベッドに横にして静脈路を確保し，ブドウ糖の投与を行いましょう。かかりつけ医への受診であれば，患者背景が速やかにキャッチできると思いますので，ビタミンB_1の投与の必要性はすぐに判断できるでしょう。必要，もしくはすぐには判断不可能であれば，迷わず投与します。
- ベッドに余裕があり，経過をみることが可能であれば，診療所で経過観察として**表4**の項目を評価し，帰宅の判断をすることもできるかもしれませんが，なかなか1人の患者の経過を数時間も診療所でみることは難しいのが現状でしょう。ブドウ糖投与後に速やかに意識が普段通りへ改善し，原因が明らかで，経口摂取も可能であればよいですが，そうでなければ受診後早期に経過観察目的としてA総合病院への転院を考慮するのがよいでしょう。

> **さいごに…これだけは押さえておきたい！**
> - 低血糖と血糖低値は同義ではない。
> - 低血糖と診断するためには，Whippleの3徴を満たすことが絶対条件。
> - ビタミンB_1の投与を忘れずに！
> - Whippleの3徴を満たしても入院適応となることがありうるので，必ず原因とともに，その後の経過を予想し対応する。

文献

1) Hepburn DA, et al：Diabetes Care. 1991；14(11)：949-57.
2) Towler DA, et al：Diabetes. 1993；42(12)：1791-8.
3) Whipple AO, et al：J Int Chir. 1938；3：237-76.
4) Victor M, et al：The Wernicke-Korsakoff syndrome and related neurologic disorders due to alcoholism and malnutrition. 2nd ed. FA Davis Company, 1989, p61-110.
5) 坂本 壮：救急外来 ただいま診断中！．中外医学社，2015.

 意識障害×低血糖のチェックパネル

症状
- 冷や汗
- 動悸
- 構音障害
- 痙攣
- 意識障害（「なんとなくおかしい」重篤感のない意識障害）

血糖測定

Whippleの3徴
① 低血糖と矛盾しない症状
② 適切な方法で測定された血漿グルコース濃度の低値
③ 血漿グルコース濃度が上昇した際の症状の改善

ビタミンB_1投与の判断
- アルコール多飲歴
- 妊娠悪阻
- 栄養不全
- 悪性腫瘍
- 利尿薬などの薬剤

原因チェック
- 糖尿病治療関連
- アルコール
- 低栄養
- 胃切除後ダンピング症候群
- 感染症
- その他

血糖推移の確認

ブドウ糖投与30分後，60分後の値を確認

ビタミンB_1

100～200mg 静注

Wernicke脳症を疑う場合
➡500mg 静注
　その後500mg×3／日

- 原因となった糖尿病治療薬にSU薬，インスリンがないか
- 原因不明の低血糖では感染症や副腎不全，糖尿病治療薬の過量投与を疑う

60分後の血糖値
≧30分後の血糖値
➡帰宅可能か判断

2章 意識障害

3 意識障害×脳梗塞

致死的疾患を見逃さない
&
マネージメントのための3つのルール

- ▶ "Time is Brain！"発症時間を瞬時に把握し，適切な介入を！
- ▶ Stroke mimicsの可能性を常に意識して対応を！
- ▶ 1人では対応困難，チームで患者を救命せよ！

1 原因としての脳梗塞を考えるにあたって

- 脳梗塞は，脳卒中の中でも最多であり，本邦では脳卒中のうち約75％が脳梗塞です[1]。脳梗塞は，ラクナ梗塞，アテローム血栓性脳梗塞，心原性脳塞栓症の大きく3つに分類され，本邦の内訳としてはそれぞれが30％程度を占めます（その他，奇異性脳塞栓症など）。
- 脳梗塞は，一昔前までは起こしてしまった後は再発予防を徹底することしかできませんでしたが，現在は血栓溶解療法，血栓回収療法が存在し，早期に適切な介入を行えば症状の改善が期待できる時代となりました。だからこそ，迅速に脳梗塞を見わけ，対応することが大変重要です。まず，その勘所を**表1**にまとめました。

2 脳梗塞のバイタルサイン

- 脳梗塞に限らず，脳卒中患者の典型的なバイタルサインは血圧高値です。それに加えて，瞳孔不同や意識障害を伴う場合には，より"らしく"なるでしょう。初療時に意識することは，意識障害を認める患者に遭遇した際に，どうしても頭蓋内疾患を考えがちですが，血圧が普段と同様，ないし低い場合には，麻痺など脳卒中を疑う所見を認めたとしても，脳卒中以外の疾患も積極的に疑い対応する必要があります（☞p21：stroke mimics）。
- 初診の患者の場合には，一般的に収縮期血圧が160mmHg以上であれば脳卒中に矛盾なしと考えるとよいでしょう（**表2**）[3]。

表1 迅速に脳梗塞を見わけ，対応するための勘所

勘所1 ▶来院パターンはいろいろ！

- 意識障害の場合は救急搬送されることが多いが，脳梗塞の半数は一般の外来をwalk-inで，または家族や施設職員に連れられて来院する

勘所2 ▶時間との勝負！

- 血栓溶解療法の適応となる症例は来院後1時間以内にアルテプラーゼの投与開始が推奨されているため，より早期に患者の症状から脳梗塞を疑う必要がある
- 呂律が回らない，手が動かしづらい，歩くと傾くなど，患者が脳卒中を疑わせる訴えを示したら，瞬時に発症時間を確認して対応する

勘所3 ▶心原性に特に注意！

- 血栓溶解療法，血栓回収療法の適応となる脳梗塞症例の多くは心原性脳塞栓症である
- アテローム血栓性脳梗塞やラクナ梗塞も適応だが，4.5時間以内（血栓溶解療法の適応内）に病院受診する患者の多くは発症が急性（特に突発）で，症状がそれなりに重篤であることがほとんどである（わずかな麻痺や構音障害を認め，即座に受診する患者は多くない）
- 脈が不整，心房細動の指摘あり，ワルファリン・DOAC（direct oral anticoagulants；直接経口抗凝固薬）など抗凝固薬を内服しているにもかかわらずPT-INRがきちんとコントロールされていない・自己中断している患者では，これらを認めない患者と比べ血栓溶解療法の適応となる心原性脳塞栓症の検査前確率が高くなる*1

勘所4 ▶Wake-up strokeは発症時間をあらゆる手段で推定！

- 画像所見のみで適応の有無を判断することはないが（現段階では確立したアプローチではないため），起床時に症状を認めた場合には最終未発症時刻を必ず確認する（発見時間ではなく，発症時間が重要）*2
- 起床時に片麻痺を認めた患者で，正確な発症時間が不明であっても，安易に血栓溶解療法を適応外としてはならない*3

---

*1：救急車で来院しモニターが即座につけられれば気づくかもしれないが，発作性心房細動であれば来院時洞調律のこともあるため接触時の脈拍だけでなく，不整脈の指摘の有無や内服薬の確認も行う
*2：高齢者の多くは夜間に一度はトイレに行くことが多い。また，家族が起こしに行った時刻が6時であっても，朝刊が取り込まれていれば発症数時間以内と推測される
*3：近年，発症時間が不明な脳梗塞症例に対して，MRIのDWI，FLAIR画像のミスマッチから発症時間を推定し，正確な発症時間が不明であっても血栓溶解療法を行うメリットがあるという報告もある[2]

表2 意識障害と頭蓋内疾患

指標		頭蓋内の器質的病変がある尤度比
収縮期血圧と瞳孔に注目する		
収縮期血圧（mmHg）	～90	0.03
	90～99	0.08
	100～109	0.08
	110～119	0.21
	120～129	0.45
	130～139	1.5
	140～149	1.89
	150～159	2.09
	160～169	4.31
	170～179	6.09
	180～	26.43
瞳孔	対光反射の消失	3.56
	1mm以上の不同	9.00

（文献3より改変）

3　脳梗塞の症状

- 脳卒中全体の神経症状発症頻度は**表3**[1]の通りです。片麻痺，構音障害，意識障害，失語，半側無視の頻度が高いことは頭に入れておきましょう。
- 意識障害を伴う脳卒中患者は救急搬送症例が多く，また，血栓溶解療法・血栓回収療法の適応となる症例はその中に含まれることから，まずは典型的な脳梗塞症例の症状に関してまとめておきましょう。そして，この際に重要となるのが，脳卒中らしい症状だけれども，実は脳卒中ではない症例をきちんと鑑別するということです（☞p21：stroke mimics）。

表3　脳卒中の神経症状発症頻度

症状	頻度（％）
片麻痺	49.3
構音障害	23.5
意識障害	20.1
失語	17.4
半側無視	14.1
感覚障害	7.0
頭痛	6.8
歩行障害	4.6
嘔気・嘔吐	4.5
めまい	3.9

（文献1より作成）

Cincinnati Prehospital Stroke Scale（CPSS）（表4）

- 救急隊が傷病者を「脳卒中の疑い」と判断する最も有名な指標にCPSSがあります。表4の3項目を評価し，1項目でも該当すれば「脳卒中疑い」として，適切な医療機関を選定します。

表4　CPSS

	1項目でも該当すれば「脳卒中疑い」
C	① 構音障害
P	② 顔面の麻痺
S S	③ 上肢の麻痺

- 病院前の段階で脳卒中を拾いあげるツールであるPrehospital Stroke Assessment Scalesには，CPSS以外にもLos Angeles Prehospital Stroke Screen（LAPSS），Kurashiki Prehospital Stroke Scale（KPSS）などが存在しますが，これらの感度は70％程度です。
- 救急隊など病院前の段階では，致死的な疾患であり治療に時間的制約のある脳卒中を拾いあげるために，オーバートリアージはOKですが，我々は正確に診断しなければなりません。脳卒中疑いの患者であっても30％は脳卒中以外の疾患の可能性があることを忘れずに対応しなければならないのです。

意識障害＋CPSS陽性

- 重度の意識障害を認める場合には広範な脳梗塞，出血量の多い脳出血の可能性が高まります。「意識障害＋CPSS陽性」は，血栓溶解療法の適応，脳出血では重篤な病態（場合によっては緊急手術が必要）なことがあるため，救急隊からの一報の段階で意識しておきましょう。
- 脳梗塞の中でも心原性脳塞栓症は意識障害の合併率が高いため，「意識障害＋CPSS陽性」を認める患者では，まず心原性を疑い対応します。前述の通り，心房細動を疑う所見を認める場合には，より心原性脳塞栓症の検査前確率は高くなります。このような症例では血栓溶解療法だけでなく，血栓回収療法の適応となることも多いため，より早期にその可能性を察知し人員を確保しておくことが重要です。
- 心原性脳塞栓症は70％以上が救急搬送症例であり，独歩受診する患者は7％程度です。突然発症，重症度が高い［NIHSS（National Institutes of Health Stroke Scale）が高値］が故に救急搬送となることが考えられます。心原性脳塞栓症の予後は非常に悪いため，血栓溶解療法・血栓回収療法の迅速なマネージメントがkeyとなるのです。

4　脳梗塞もどき（stroke mimics）とは？——脳梗塞の鑑別疾患

- 脳梗塞を疑うこと，特に意識障害患者において脳梗塞の可能性を考えることは簡単です。麻痺を認める，構音障害を認めるなどは典型的です。
- しかし，その中に脳梗塞のように思えて，実は他の疾患であることがあるのです。これ

らの中には重篤な疾患もあり，脳梗塞を疑った際には常に意識しておく必要があります。上肢の麻痺であれば橈骨神経麻痺，構音障害であれば薬剤の影響なども鑑別に挙がりますが，ここでは血栓溶解療法の前に必ず鑑別しておくべき疾患を中心に，stroke mimicsとして頭に入れておきましょう（表5）。これらは意識障害を伴うことが多く，意識障害の鑑別にも役立ちます。

表5 stroke mimics

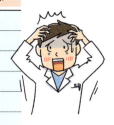

脳卒中かな？と思ったら鑑別すべきいくつかの病態・疾患
①低血糖
②大動脈解離
③痙攣／痙攣後
④頭部外傷
⑤髄膜炎／心内膜炎
⑥その他

①低血糖

- 低血糖では，意識障害，構音障害，運動麻痺など脳卒中を思わせる症状を認めることが少なくありません。来院時に即座に血糖値を確認しましょう（☞2章2）。

②大動脈解離

- 大動脈解離の典型的な症状は突然の胸背部痛ですが，発症とともに意識障害を伴い病歴がはっきりしないことや，疼痛の訴えがないことも少なくありません。解離部位によっては麻痺症状，特に左片麻痺を認めることもあるため，脳卒中疑いの症例の中に大動脈解離が含まれることがあります。
- 「rt-PA（アルテプラーゼ）静注療法適正治療指針 第二版」にも「胸部大動脈解離が強く疑われる場合は適応外，胸部大動脈瘤の存在が判明している場合は慎重投与」と追記され，必ず大動脈解離を否定することが強調されています（☞3章2）[4]。

③痙攣

- 痙攣もまた，脳卒中様症状を認めることが多い症候です。痙攣の具体的な対応は2章9にゆずるとして，ここでは脳梗塞らしい症状を認める痙攣症例に対する対応を簡潔に記載しておきます。
- 目の前で明らかな痙攣を認めた場合，それがたとえ頭蓋内疾患によるものであったとしても，その疾患が急性のものか慢性のものかはすぐには判断できません。つまり，画像所見などで精査しなければ，脳卒中を新規に起こし，それに痙攣が合併したのか（急性症候性発作），それとも既存の脳卒中などに伴う痙攣（繰り返している場合には"てんかん"）なのかは判断が難しいということです。
- 脳梗塞症例においても約10％は発症時に痙攣を合併します。痙攣を認めた場合には，それが今回発症した脳梗塞に伴う痙攣であれば血栓溶解療法は禁忌ではありませんが，てんかんであれば禁忌です。

5 脳梗塞の診断：身体所見から病巣を意識して読影を！

血栓溶解療法・血栓回収療法では原則，頭部MRI&MRAの撮影

- 脳梗塞の診断は，超急性期であれば頭部CTでは困難なため，頭部MRI&MRAで行います。ある程度の時間が経過していれば頭部CTでもearly CT signsとして判断可能なこともありますが，ペースメーカー挿入などMRI撮影が禁忌でない限り，血栓溶解療法や血栓回収療法を行う症例においては，CTで出血を否定したのち，速やかに頭部MRI&MRAを撮影します。

- 注意点としては，脳幹部の脳梗塞は急性期にはMRIでも判断が難しいことです。MRIで高信号域を認めないからといって，脳梗塞ではないと言えないことに注意が必要です。また，痙攣を認めた場合には，MRIで高信号域となる場合もあります。この場合には，画像所見と身体所見の辻褄が合うか否かを評価して下さい。麻痺の部位，瞳孔所見，重症度が画像と矛盾するようであれば痙攣の関与を考えます。画像は答え合わせに使用することを心がけましょう！

6　それぞれの医療機関における対応

- A総合病院であってもBクリニックであっても，早期に脳梗塞を認識すること，診断に画像評価が必須であることは変わりません。また，血栓溶解療法など積極的な治療を行う場合には，本人，家族への十分な病状説明が必須です。特に意識障害を伴う場合には，本人への病状説明は困難なことも多いため，家族の付き添いは大切です。

A総合病院での対応

- 脳卒中の疑いで救急搬送される症例が多くを占めます。そのため，救急隊の一報から疑い，より迅速に対応できるようにチームで臨みます。医師だけでなく，看護師，検査技師，放射線技師など関わる人へ具体的な指示を出せるようにしておきましょう。院内で「急性期脳梗塞に対する対応」などのマニュアルが確立しているとよいですね。
- 筆者の勤めている施設では，疑った場合の各部署への連絡，検査のオーダーのセット，病状説明は誰が行うかなどをマニュアル化して対応しています。たとえば，採血の項目では不要な項目はなるべく減らすこと，急いでいることを直接伝えるようにしています。普段の診療においてセット展開ばかりしていては思考力が低下しエラーに繋がることもありますが，限られた時間の中で迅速に対応する必要がある場合には有用な手段です。

Bクリニックでの対応

- 症状から脳卒中を疑った段階でA総合病院へ転院の準備を進めましょう。その際，その場での検査は不要（血糖値は可能であればチェック）ですが，患者情報を可能な限り伝えることは大切です。「なぜ脳卒中を疑ったのか」を端的に伝え，相手の脳卒中に対する検査前確率を上げさせ，引き受けてもらいましょう。麻痺や構音障害などの症状の発症時間を意識して伝え，その上で意識や血圧，脈の不整の有無などを忘れずに加えましょう。
- 転院となった場合には，既往歴や内服歴，アレルギー歴を紹介状に記載（時間がかかるようであれば，持参させるのではなくFAXを利用）し，家族は可能な限り同乗してもらうようにしましょう。

さいごに…これだけは押さえておきたい！

- 「脳梗塞？」と思ったら，チームで迅速な対応を意識しながらも，stroke mimicsをきちんと鑑別することも常に意識しておきましょう。

文献

1) 小林祥泰：脳卒中データバンク2015．中山書店，2015．
2) Thomalla G, et al：N Engl J Med. 2018；379(7)：611-22．
3) Ikeda M, et al：BMJ. 2002；325(7368)：800．
4) 日本脳卒中学会 脳卒中医療向上・社会保険委員会 rt-PA（アルテプラーゼ）静注療法指針改訂部会：rt-PA（アルテプラーゼ）静注療法適正治療指針 第二版．2012年．（2018年11月閲覧）
http://www.jsts.gr.jp/img/rt-PA02.pdf

 意識障害×脳梗塞のチェックパネル

治療可能な脳梗塞	CPSS	Stroke mimics
▶発症4.5時間以内 ・血栓溶解療法 ※最終未発症時刻をチェック！	①構音障害 ②顔面の麻痺 ③上肢の麻痺 1項目該当で脳卒中疑い	①低血糖 ▶一見すると脳卒中を思わせる症状は，まず低血糖の除外を！
治療可能な脳梗塞 ▶発症6時間以内 ・血栓回収療法 ※適応拡大中につき最新情報のアップデートを！	バイタルサイン ・血圧高値 ・瞳孔所見 収縮期血圧160mmHg以上は疑う	②大動脈解離 ▶胸背部痛がない場合は，麻痺だけで見わけがつかない！ ▶脳梗塞治療前に否定を！
治療可能な施設への搬送を優先 Time is Brain！	神経症状 ・片麻痺 ・構音障害 ・意識障害 ・失語 ・半側無視	③痙攣 ▶脳卒中後のてんかんか？痙攣による麻痺か？ ▶てんかんに血栓溶解療法は禁忌！

Column：脳出血？ 脳梗塞？ 画像を撮らずにして判断は可能なのか？

- 脳梗塞であれば血栓溶解療法（rt-PA療法），血栓回収療法といった時間的制約のある治療法を選択する場合があるのに対して，脳出血の場合には原則，血圧の管理を行いながら，症状次第で手術となるのが一般的です．より早期に梗塞か出血かの判断が可能となれば，コンサルトする相手を迅速に判断でき，より適切な治療介入ができるでしょう．それでは，患者の病歴や身体所見，バイタルサインから，脳梗塞か脳出血のどちらなのかを判断することは可能でしょうか？

- 結論から言えば，"できない"と考えておいたほうがよいでしょう．ラクナ梗塞やアテローム血栓性脳梗塞と脳出血は，意識障害の有無や発症様式が異なりますが，心原性脳塞栓症と脳出血の病巣は似ています．実際に意識障害＋片麻痺で搬送されてきた患者において，rt-PA適応の可能性が高いと思い頭部CTを撮影しても，脳出血であることはめずらしくありません．意識障害や痙攣，嘔吐を伴う場合，抗凝固薬内服中の患者では出血らしいという報告はあるものの，本邦では高齢者が多く，年齢とともに増加するのが心房細動です．また，本邦の脳卒中の4人に3人は脳梗塞です．さらに，**脳梗塞では時間的制約のある治療選択が存在するため，迅速な診断が必須であることを考えると，来院後速やかに頭部CTを撮影し，白黒つけることが現実的です．** 脈が不整で心房細動が示唆され，抗凝固薬の内服がなされていない場合には，心原性脳塞栓症の可能性が高いと考えながら対応はしますが，それでも脳出血のこともあるため難しいです．40～50歳代など比較的若く，収縮期血圧が200mmHgを超えているような症例では，被殻や視床の脳出血という事例が多い印象はありますが，年齢が若くして脳梗塞であった場合に，なんとしても制限時間内に適切な介入を行うためには，とっとと頭部CTを撮影する戦略が現実的でしょう．もちろんstroke mimicsには注意して対応します．

文 献
a) Runchey S, et al：JAMA．2010；303(22)：2280-6．

Column：脳梗塞治療アップデート

- 近年，新たな治療法とエビデンスの蓄積により，脳梗塞の治療は大きく変化しています．数年前まで脳梗塞の最新治療はrt-PA（アルテプラーゼ）投与による血栓溶解療法でした．本文でも触れているように，その時間制限は発症から4.5時間以内です．それから進んで発症6時間以内に血栓回収療法を行うことができれば，血管再開通率，90日後modified Rankin Scale（**表1**）[a]，死亡率のいずれもがドラスティックに改善するというエビデンスが生まれました[b～f]．2015年に発表された米国脳卒中ガイドラ

インは，これらのエビデンスをもとにガイドラインを即座に変更させ，少しでも多くの施設で血栓回収療法が行えるよう大きく舵を切りました。

表1 日本版 modified Rankin Scale (mRS) 判定基準

	modified Rankin Scale	参考にすべき点
0	まったく症候がない	自覚症状および他覚徴候がともにない状態である
1	症候はあっても明らかな障害はない：日常の勤めや活動は行える	自覚症状および他覚徴候はあるが，発症以前から行っていた仕事や活動に制限はない状態である
2	軽度の障害：発症以前の活動がすべて行えるわけではないが，自分の身の回りのことは介助なしに行える	発症以前から行っていた仕事や活動に制限はあるが，日常生活は自立している状態である
3	中等度の障害：何らかの介助を必要とするが，歩行は介助なしに行える	買い物や公共交通機関を利用した外出などには介助*を必要とするが，通常歩行†，食事，身だしなみの維持，トイレなどには介助*を必要としない状態である
4	中等度から重度の障害：歩行や身体的要求には介助が必要である	通常歩行，食事，身だしなみの維持，トイレなどには介助*を必要とするが，持続的な介護は必要としない状態である
5	重度の障害：寝たきり，失禁状態，常に介護と見守りを必要とする	常に誰かの介助*を必要とする状態である
6	死亡	

*介助とは，手助け，言葉による指示および見守りを意味する
†歩行は主に平地での歩行について判定する。なお，歩行のための補助具（杖，歩行器）の使用は介助には含めない

（文献aより転載）

- その後，血栓回収療法はどれだけの時間までなら適応となるか？ が大きな問題となり，追試験が行われました。2018年に発表された DAWN trial[g] や DEFUSE-3 trial[h] では，発症6～16時間以内の血栓回収療法のエビデンスが得られ，DAWN trialでは発症6～24時間以内でも有意な改善を認めていたため，米国脳卒中ガイドラインはすぐに変更対応し，一定の条件下（**表2**）で16時間以内の血栓回収療法を強い推奨，24時間以内を中程度の推奨としました[i]。
- 一定の条件下ではあるものの，16時間あるいは24時間以内に劇的に予後の改善が見込める血栓回収療法を行えるというのは，大きな意味があります。rt-PAでは適応にならなかったWake-up stroke（例：朝起きたら麻痺がある）の場合にも適応があるかもしれないからです。
- そうなってくると，A総合病院あるいはBクリニックから脳梗塞疑いを治療目的に転院させるにしても，その転院先がrt-PAしかできない病院なのか，24時間365日血栓回収療法まで対応できる病院かで，患者の予後が大きく異なってきます。今後，脳卒中センターなどの施設でも，24時間365日血栓回収療法が可能かどうかで大きく明暗

がわかれることになり，転院にあたっては自病院または周辺施設の対応状況を把握することが大切です．血栓回収療法の適応はある程度限定的ではあるものの，今後のエビデンスの変化とともに注意して見ていきましょう．

表2　DAWN trial，DEFUSE-3 trialの適応条件

	DAWN trial	DEFUSE-3 trial
最終確認からの時間	6〜24時間	6〜16時間
閉塞血管	ICAまたはMCA M1領域	
ミスマッチ・クライテリア （※画像解析ソフトを使用し虚血領域を算出する）	NIHSS≧10かつ虚血領域≦31mL NIHSS≧20かつ虚血領域31〜51mL	虚血領域＜70mL ミスマッチ比＞1.8 ミスマッチ＞15mL
年齢	18歳以上	18〜90歳
mRS	0〜1	0〜2
NIHSS	10点以上	6点以上

NIHSS：National Institutes of Health Stroke Scale

（文献g，hをもとに作成）

文献

a) 篠原幸人, 他：脳卒中. 2007；29(1)：6-13.
b) Campbell BC, et al：N Engl J Med. 2015；372(11)：1009-18.
c) Berkhemer OA, et al：N Engl J Med. 2015；372(1)：11-20.
d) Goyal M, et al：N Engl J Med. 2015；372(11)：1019-30.
e) Saver JL, et al：N Engl J Med. 2015；372(24)：2285-95.
f) Jovin TG, et al：N Engl J Med. 2015；372(24)：2296-306.
g) Saposnik G, et al：Stroke. 2018；49(2)：498-500.
h) Sheinberg DL, et al：World Neurosurg. 2018；112：275-6.
i) Powers WJ, et al：Stroke. 2018；49(3)：e46-e110.

4 意識障害×クモ膜下出血

2章 意識障害

> **致死的疾患を見逃さない & マネージメントのための4つのルール**
>
> ▶ クモ膜下出血の入口を知ろう！ 頭痛だけが初発症状ではない！
> ▶ 左右差のない意識障害を診たら，クモ膜下出血を考えよ！
> ▶ 危険因子を評価して，積極的にクモ膜下出血を疑うかどうかの根拠を持とう！
> ▶ モニター管理を徹底し，バイタルサインを常に意識しよう！

1 原因としてのクモ膜下出血を考えるにあたって

- クモ膜下出血の主な症状として激しい頭痛はあまりにも有名ですが，その他，意識障害，意識消失（失神，痙攣）を主訴に来院することもあります。国家試験でも必発の「バットで殴られたような激しい頭痛」で来院すれば，誰もが疑って頭部CTを撮影すると思いますが，その他の主訴で来院した場合には適切に対応できるでしょうか。意識障害，意識消失を主訴に来院した患者の中から，いかにしてクモ膜下出血患者を拾いあげ，適切にマネージメントするかをここでは学んでいきましょう。

2 クモ膜下出血の原因と危険因子

- クモ膜下出血の原因で最も多いのは外傷です。外傷性クモ膜下出血は救急外来ではしばしば経験します。交通事故の症例以外にも，飲酒後に転倒して救急搬送される症例を多く経験します。また，自宅内で高齢者が転倒して受診することもめずらしくありません。明らかな外傷の病歴，頭部打撲歴があれば疑うことは簡単ですが，路上で倒れていたり，本人からの病歴聴取が困難で経過が不明な場合には，頭部，そして頸部の診察を十分に行い，対応しましょう。
- 非外傷性クモ膜下出血の原因として，最も多いのは動脈瘤性です（非外傷性のうち80%）。非動脈瘤性の原因としては，中脳周囲非動脈瘤性クモ膜下出血（perimesencephalic nonaneurysmal SAH），動静脈奇形，もやもや病，動脈解離，下垂体卒中などがあり

ます。初療時には，脳動脈瘤の指摘の有無は必ず確認しましょう。脳動脈瘤でフォローされている患者さんが頭痛や意識障害，意識消失で来院した場合には，積極的にクモ膜下出血を疑います。
- 動脈瘤性のクモ膜下出血の危険因子は①クモ膜下出血，動脈瘤の一親等内の家族歴，②喫煙，③高血圧，④過度の飲酒です。目の前の患者がリスクの高い症例なのか否かは確認する癖を持ちましょう。

3　致死的疾患，クモ膜下出血

- クモ膜下出血は発症後，病院到着前に15％が死亡，24時間以内に25％が死亡，そして30日以内に45％が死亡すると言われています。本邦における死亡率は低下傾向にあるものの，致死的な疾患であることは間違いありません。
- クモ膜下出血に限りませんが，早期に診断し，治療介入することが予後の改善に繋がります。特に，クモ膜下出血では再破裂が起こってしまうと予後が非常に悪くなってしまいます。初療時にはとにかく早期に疑い，精査することが必要なのです。

4　クモ膜下出血の症状：突然発症は要注意！

【クモ膜下出血の主な症状】
- 頭痛
- 意識障害＋頭蓋内圧亢進による血圧異常高値（およびクッシング徴候）
- 意識障害＋嘔吐

- 意識障害や意識消失で来院した患者が，先行する頭痛を認めたか否かは必ず確認しましょう。頭痛＋意識障害，頭痛＋意識消失の場合には積極的にクモ膜下出血を疑います。意識障害を伴う頭痛患者では，髄膜炎も鑑別に挙がりますが，発症様式がまったく異なります。動脈瘤が破裂することで引き起こされるクモ膜下出血は，突然発症です。特にthunderclap headache（雷鳴頭痛）といって，1分以内に痛みがピークに達する頭痛が典型的です。75％はこれに該当し，90％は5分以内に激しい頭痛を認めると報告されています。
- 雷鳴頭痛を認めるからといってクモ膜下出血とは限らず，可逆性脳血管攣縮症候群（reversible cerebral vasoconstriction syndrome；RCVS）の可能性もありますが，初療時に見逃してはいけない第一の疾患はクモ膜下出血であり，認める場合には積極的に疑って対応することをお勧めします。

5 クモ膜下出血の診断：頭痛以外の入り口も意識せよ！

■ 頭痛，意識障害，意識消失，それぞれの主訴で来院した場合の診断の流れを理解しておきましょう。

頭痛

■ 頭痛（意識障害，意識消失なし）で来院した場合には，頭痛の発症様式，程度，随伴症状などからクモ膜下出血か否かを評価し，頭部CTの必要性を判断します．具体的には，以下の3点を速やかに確認します．

> ①突然発症か否か
> ②痛みの程度が強いか否か
> ③後頸部痛，嘔気・嘔吐，視野障害などの随伴症状がないか

意識障害

■ 鉄則に則り鑑別をしていきます．ABCが問題なく，バイタルサインがおおむね安定していれば，まずは低血糖を否定し頭部CTを施行します．もちろん，同時並行で患者背景や病歴などからクモ膜下出血らしいか否か（頭痛の有無，突然発症か否かなど）を評価します．

■ ここで1点，注意しておきましょう．クモ膜下出血は一般的に四肢の麻痺を伴いません．明らかな麻痺があれば，脳卒中，特に脳梗塞や脳出血を疑い頭部CTを施行することに迷いはないと思いますが，麻痺がない場合に意識障害の原因を脳卒中と考えず，診断が遅れることが少なくありません．<u>再破裂を防ぐためには早期認識が必須であり，筆者は「左右差のない意識障害を診たらクモ膜下出血を考える」</u>ことにしています．

意識消失

■ クモ膜下出血は失神や痙攣を主訴に来院する場合もあります．多くの場合は救急搬送症例ですが，自宅で様子をみた上で，独歩で受診する例も経験します．

❶ 失神

■ 失神患者では，心血管性失神（☞3章1の表2）を意識した対応が重要です．

■ 失神患者は病歴聴取が可能なことが多いため，病歴をきちんと聞き，発症時の頭痛の有無など，らしい所見を認めるか評価しましょう．失神していること自体，突然発症ととらえ，危険なサインを持っていることとして要注意です（☞3章1：定義は正確に！）．

❷ 痙攣

■ 脳卒中の急性期に痙攣を合併することは決してめずらしくありません．脳卒中全体で約9％と言われますが，クモ膜下出血においては約20％とも言われています[1, 2]．痙攣を主訴に来院した患者ではクモ膜下出血を鑑別に入れること，意識障害を認めている患者

において痙攣後の状態も考え，その鑑別にクモ膜下出血も挙げることを忘れないようにしましょう。
- クモ膜下出血の重症度は来院時の意識状態が大きく影響しますが，痙攣後のpostictal stateの場合の重症度は計り知れません。初診時の意識が悪い患者はそうでない患者と比較して予後不良と言われますが，痙攣後で一時的に意識が悪い患者はその限りではないということです。

6　クモ膜下出血の対応

- クモ膜下出血を疑ったのであれば，診断のために頭部CTは必須です。頭部CT（16列以上）のクモ膜下出血の検出率は非常に高く，CTで所見があればクモ膜下出血確定です[3]（**図1**）。
- 陰性であった場合には，検査前確率が何より大切であるため，強く疑っている場合には，腰椎穿刺やMRI & MRAなど追加の検査で診断します。出血量が少ない場合，貧血を認める場合，発症から時間が経過している場合には検出率が低下することを頭に入れておきましょう。

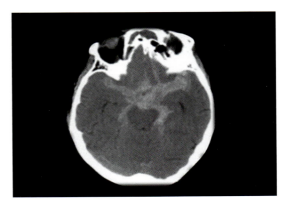

図1　典型的なクモ膜下出血の頭部CT像

7　それぞれの医療機関における対応

A総合病院での対応

- 疑ったら速やかに頭部CTをオーダーしましょう。意識障害を主訴に来院した場合，低血糖の否定は絶対です。バイタルサインを常に意識しておくべき疾患であるため，モニターは装着した上で検査を進めていきます。画像を撮影し終えたら脳神経外科医にコンサルトしましょう。
- 専門家へコンサルトする際には，病歴やバイタルサイン，患者背景はもちろんですが，重症度（グレード）も併せてプレゼンテーションするとよいでしょう。Hunt and Hess Severity Scale（**表1**）[4]，World Federation of Neurological Surgeons（WFNS）（**表2**）[5]，Fisher Scale（**表3**）[6]が有名です。暗記するのは難しいと思いますが，その評価により重症度が伝わり迅速な対応をして頂けるでしょう。

表1 Hunt and Hess Severity Scale

Grade Ⅰ	無症状か,最小限の頭痛および軽度の項部硬直をみる
Grade Ⅱ	中等度から強度の頭痛,項部硬直をみるが,脳神経麻痺以外の神経学的失調はみられない
Grade Ⅲ	傾眠状態,錯乱状態,または軽度の巣症状を示すもの
Grade Ⅳ	昏迷状態で,中等度から重篤な片麻痺があり,早期除脳硬直および自律神経障害を伴うこともある
Grade Ⅴ	深昏睡状態で除脳硬直を示し,瀕死の様相を示すもの

(文献4より改変)

表2 World Federation of Neurological Surgeons (WFNS)

Grade	GCS score	主要な局所神経症状 (失語あるいは片麻痺)
Ⅰ	15	なし
Ⅱ	13〜14	なし
Ⅲ	13〜14	あり
Ⅳ	7〜12	有無は不問
Ⅴ	3〜6	有無は不問

(文献5より改変)

表3 Fisher Scale

Group 1	出血なし
Group 2	びまん性の出血,あるいは血腫の厚さが大脳半球間裂,島槽,迂回槽いずれでも1mmに満たないもの
Group 3	局在する血腫,あるいは厚さが1mmを超えるもの
Group 4	びまん性の出血,あるいはクモ膜下出血はないが,脳内あるいは脳室内血腫を伴う

(文献6より改変)

Bクリニックでの対応

- こちらはシンプルです。疑った段階で精査可能な病院へ転院の依頼をしましょう。実際にクモ膜下出血であった場合には,急変の可能性も十分あるため,救急車でモニター管理をしながらの転院です。転院依頼時には,クモ膜下出血を疑っている根拠を強調して訴えるとよいでしょう。「突然発症の頭痛」「経験したことのないほどの強い頭痛」「意識消失を伴う頭痛」などがあれば,積極的に訴えます。

さいごに…これだけは押さえておきたい！

・意識障害,意識消失で来院した患者に対しては,「頭痛」「突然発症の意識障害」「左右差のない意識障害」などから疑い,適切に対応しましょう。

文 献

1) Long B, et al：Emerg Med Clin North Am. 2017；35(4)：803-24.
2) Bladin CF, et al：Arch Neurol. 2000；57(11)：1617-22.
3) Dubosh NM, et al：Stroke. 2016；47(3)：750-5.
4) Hunt WE, et al：J Neurosurg. 1968；28(1)：14-20.
5) Teasdale GM, et al：J Neurol Neurosurg Psychiatry. 1988；51(11)：1457.
6) Fisher CM, et al：Neurosurgery. 1980；6(1)：1-9.

 意識障害×クモ膜下出血のチェックパネル

意識障害，意識消失（失神，痙攣）を主訴にしたクモ膜下出血がある！

原因
① 外傷性
② 動脈瘤性
③ 非動脈瘤性

外傷性
- 外傷の病歴
- 路上で倒れていた
  ➡ 頭頸部の診察を行う

症状
突然発症の
- 頭痛
- 血圧異常高値（クッシング徴候）
- 嘔吐

非動脈瘤性
- 中脳周囲非動脈瘤性クモ膜下出血
- 動静脈奇形
- 動脈解離
- 下垂体卒中

動脈瘤性
脳動脈瘤の指摘の有無を確認する

診断
頭部CTの必要性を判断
① 突然発症か
② 痛みの程度
③ 随伴症状の有無

頭部CT
- 所見があれば確定
- 陰性でも強く疑うなら腰椎穿刺，MRI&MRA

検出率が低下する場合
- 出血量が少ない
- 貧血
- 時間が経過している

5 意識障害×感染症

2章 意識障害

致死的疾患を見逃さない & マネージメントのための4つのルール

- ▶バイタルサインに着目し，敗血症を見逃すな！
- ▶悪寒戦慄に着目し，菌血症を見逃すな！
- ▶根拠なく髄膜炎を否定してはいけない。積極的に腰椎穿刺を！
- ▶「5Dの選択」を適切に！ 抗菌薬だけが治療ではない！

1 原因としての感染症を考えるにあたって

- 肺炎，尿路感染症，皮膚・軟部組織感染症，腹腔内感染症は感染症のフォーカスとして頻度が高く，外来でしばしば遭遇します。意識障害を伴うことも少なくなく，特に高齢者の意識障害では，敗血症の可能性を常に意識しておくことが必要です。
- 本項では，いかにして意識障害の原因が感染症，特に敗血症や菌血症であることを見抜くのかを中心に学んでいきましょう。

2 バイタルサインに注目し，敗血症を見逃すな！

- 敗血症とは，「感染による制御不能な宿主反応によって引き起こされる生命を脅かす臓器障害」[1]です。以前は「感染症によってSIRS*を満たす状態（Sepsis-1）」とされていましたが，なぜ変わったのでしょうか？ そこには次の2つの理由があります。

  * systemic inflammatory response syndrome（全身性炎症反応症候群）(**表1**)

表1 全身性炎症反応症候群（SIRS）

2項目以上満たせばSIRSと診断	
体温	<36.0℃ or >38.0℃
脈拍	>90回/分
呼吸数	>20回/分 or $PaCO_2$ <32mmHg
白血球数	>12,000/μL，<4,000/μL or >10%桿状核球

【敗血症の定義が変更された理由】
①なんでもかんでも敗血症になってしまう
SIRSの4項目のうち3項目がバイタルサインです。発熱とともに脈拍が上昇すれば、すぐに2項目該当します。また、当然のことながら白血球は細菌感染症でなくても変化します。4項目中2項目はいとも簡単に満たしてしまうのです。

②SIRSを満たさないからといって軽症というわけではない
図1を見て下さい。現在の敗血症が青色の部分（感染症＋臓器障害）に該当します。以前の定義（感染症＋SIRS）では、感染症が原因で臓器障害を併発している部位を拾いあげられなくなってしまいます。実際このような症例が12％程度存在していたことがわかっており、初療が大切な敗血症診療の予後の悪化因子に繋がっていた可能性があります。

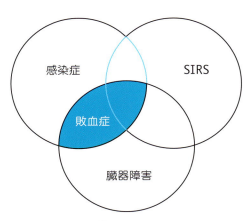

表2 qSOFA criteria

2項目以上満たせば陽性
呼吸数≧22回／分
意識障害
収縮期血圧≦100mmHg

図1 敗血症の定義

敗血症の新基準「qSOFA」

- SIRSに変わり、初療時やベッドサイド診療で敗血症を拾いあげるのに導入されたのがquick SOFA（qSOFA）です。**表2**の3項目で構成され、2項目以上満たせば陽性と判断します。満たす項目が多いほど予後不良であり、意識障害が存在する時点で1項目該当するため、原因が感染症であるとすると、敗血症の状態へ足を踏み入れている状態と考え対応する必要があります。
- 意識障害のアプローチ（☞2章1）でも述べましたが、わずかな意識障害（普段となんとなく違う…など）を拾いあげることが大切です。認める場合には意識障害ありと判断し、その時点でqSOFA 1点です。

qSOFA vs. SIRS

- SIRSがよいのかqSOFAがよいのかはいまだに議論がありますが、意識と呼吸というモニターに表示されず、自身で判断しなければならないバイタルサインを中心に構成されているところがqSOFAの素晴らしい点だと思います。救急外来や病棟などで、目の

前の患者が迅速に対応するべきか否かを判断するバイタルサインが意識，そして呼吸数であるからです（心停止か否かの判断をする場合にも，まずは意識を確認し，その後，正常な呼吸をしているか否かを判断しますよね）。血圧が低下している，頻脈を認める，発熱を認める場合には，誰もが異変に気づいて対応をとりますが，わずかな意識障害や頻呼吸は軽視され，対応が遅れていることがあるため，qSOFAを常に意識しながらバイタルサインを確認することは非常に重要なのです。

■敗血症の診断基準（**図2**）[1]を見て下さい。qSOFAを満たさなくても，「それでも敗血症が疑わしい」場合には，SOFA [Sequential (Sepsis-related) Organ Failure Assessment] Score（**表3**）[2]を計算することになります。それでは，いつ敗血症が疑わしいと判断するのでしょうか。それがやはり

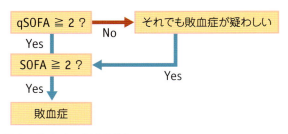

図2 敗血症の診断基準 （文献1より改変）

SIRSか否かということになります。SIRSを満たすから敗血症と単純に考えるのは御

表3 SOFA Score

	Sequential (Sepsis-related) Organ Failure Assessment Score				
	0	1	2	3	4
呼吸機能 PaO$_2$/FiO$_2$ （mmHg）	≧400	<400	<300	<200 呼吸補助下	<100 呼吸補助下
凝固機能					
血小板数 （×10^3/μL）	≧150	<150	<100	<50	<20
肝機能					
ビリルビン値 （mg/dL）	<1.2	1.2〜1.9	2.0〜5.9	6.0〜11.9	>12.0
循環機能 血圧	MAP≧70mmHg	MAP<70mmHg	ドパミン<5γ or ドブタミン（投与量を問わない）	ドパミン5.1〜15γ or アドレナリン≦0.1γ or ノルアドレナリン≦0.1γ	ドパミン>15γ or アドレナリン>0.1γ or ノルアドレナリン>0.1γ
中枢神経機能					
Glasgow Coma Scale score	15	13〜14	10〜12	6〜9	<6
腎機能					
クレアチニン （mg/dL）	<1.2	1.2〜1.9	2.0〜3.4	3.5〜4.9	>5.0
尿量 （mL/日）				<500	<200

（文献2より改変）

法度ですが，意識障害を認め，呼吸数や血圧はqSOFAを満たさないものの，発熱や頻脈を認める場合には敗血症の可能性を考慮します．バイタルサインを総合的に判断することが大切なのです．
- 実際には，意識障害患者が頻呼吸などqSOFAを満たす場合には積極的に敗血症を考え，qSOFAを満たさない場合には，病歴や身体所見とともに，残りのバイタルサインを総合的に評価して判断します．

> **症例　意識障害をきたした高齢女性**
>
> 高齢女性が来院当日の朝から徐々に反応が乏しくなり来院しました．バイタルサインは以下の通りです．何を考え，どのように対応するでしょうか．
> - E4V4M6/GCS（2/JCS），血圧118/66mmHg，呼吸数18回/分，脈拍112回/分，体温38.8℃，SpO_2 97%（RA）
> ➡ qSOFAは満たしませんが，脈拍，体温からSIRSは満たします．高齢女性の急性発症の意識障害であり，尿路感染症や肺炎を第一に疑って所見をとり，検査を行うのです．

バイタルサインを速やかに確認し，敗血症か否かを瞬時に判断！
- 患者に声をかけ意識障害の有無を判断，呼吸様式を真似て正常な呼吸か，回数は多くないかを判断，脈を触れて脈拍数，血圧の大まかな確認を行いつつ，体温を感じ取ります．これらは慣れれば一瞬で判断可能です．
- 鉄則に則りながら鑑別を進めていきますが，急性の経過をとる意識障害の症例で，qSOFAやSIRSを満たす場合には，敗血症を考え対応すべきでしょう．

3　悪寒戦慄に注目し，菌血症を見逃すな！

- 菌血症は読んで字のごとく，血液の中に菌がいる状態，すなわち血液培養陽性の状態です．敗血症と菌血症は似て非なるものなので，きちんと定義を覚えておきましょう．あたりまえですが，菌血症か否かは初診時に判断することはできません．しかし，菌血症のサインは存在するため理解しておきましょう．

悪寒戦慄（shaking chills）

- 布団の中でもブルブル震えてしまう状態，こんな状態の患者を診たら，悪寒戦慄ありと判断して「菌血症かも？」と考えるようにしましょう．軽度悪寒（mild chills），中等度悪寒（moderate chills），悪寒戦慄（shaking chills）の順に菌血症の可能性は高いと言われます[3]．発熱を認めないものの，寒いと患者が訴え，その後毛布を被ってもその寒さが消退せずに訴え続ける患者を救急外来ではしばしば経験します．この場合，チャン

スと思い血液培養を2セット速やかに採取しましょう。その後発熱を認め，翌日には血液培養陽性となる可能性が高いです。特に高齢女性の場合には，急性腎盂腎炎など尿路感染症の頻度が高く，血液培養からグラム陰性桿菌が生えるでしょう。尿路感染症と並んで胆管炎も菌血症の合併率は比較的高く，悪寒戦慄を認めた場合には，尿路とともに胆管炎も意識して所見をとりましょう。

全身痛

- 高齢者の全身痛も菌血症のサインのひとつです。肩や臀部から大腿部の痛みであればリウマチ性多発筋痛症（polymyalgia rheumatica；PMR）を考えますが，PMRは通常，意識障害はきたしません。意識障害を認める高齢者が全身痛がっている場合には，グラム陽性球菌の菌血症を考えましょう。

- 悪寒戦慄，全身痛，ともに絶対的な指標ではありませんが，菌血症を疑うサインとして意識しておくと役に立ちます。熱があるから血液培養提出をするのでは，不用意な培養提出が増えてしまうこと，また解熱薬や抗菌薬の前投与などによって発熱を認めない場合に，血液培養を提出できなくなってしまいます。

4 細菌性髄膜炎を見逃すな！腰椎穿刺の閾値を高くしてはいけない！

- 敗血症のフォーカスとして，肺炎，腹腔内感染症，尿路感染症，皮膚・軟部組織感染症（蜂窩織炎，壊死性軟部組織感染症など）が多いですが，忘れてはいけないフォーカスとして髄膜炎が挙げられます。ワクチンによって以前と比較すると細菌性髄膜炎の頻度は低下していますが，毎年数例は経験し，内科エマージェンシー疾患の代表であるため常に意識しておく必要があります。

疑わなければ始まらない！

- 細菌性髄膜炎は，まず間違いなく意識障害を認めます。無菌性髄膜炎の多くは独歩来院しますが，細菌性髄膜炎は重症度が高く，意識障害を認めることが多いため，救急搬送症例が多くを占めるでしょう。
- 高齢者の肺炎の45％，尿路感染症の26％に意識障害を認めるという報告[4,5]があり，実際，救急外来で出会う意識障害を伴う敗血症症例の多くが細菌性髄膜炎ではなく，細菌性肺炎や腎盂腎炎です。しかし，治療の選択肢や重症度が異なることから，髄膜炎は見逃してはなりません。肺炎だと思ったら髄膜炎であった，腎盂腎炎だと思ったら髄膜炎であったというのでは許されないのです。そのため，急性経過の意識障害で敗血症が考

えられる場合には，常に髄膜炎を念頭に鑑別を進め，肺炎や腎盂腎炎，その他意識障害の原因となりうる病態を検索しながらも，髄膜炎が否定できなければ積極的に腰椎穿刺を行うべきでしょう。熱があるから意識が悪いと決めつけてはいけません。

細胞数ゼロでも否定するな！

- 腰椎穿刺を行っても，解釈を間違ってはいけません。典型的な細菌性髄膜炎症例では，細胞数が好中球優位に増加します。しかし，抗菌薬の前投与がある場合や初期には，リンパ球優位の細胞数の上昇を認める場合や，細胞数の増加が認められないこともあるのです。
- 検査結果の解釈は検査前確率に大きく依存します。腎盂腎炎の臓器特異的所見を認め，尿のグラム染色においても単一のグラム陰性桿菌が認められ，フォーカスとして腎盂腎炎，それに伴う意識障害を疑っている場合と，明らかなフォーカスが見出せておらず，細菌性髄膜炎を疑い腰椎穿刺を施行している場合とでは検査の読み方を変える必要があるでしょう。前者であれば，細胞数の上昇が認められなければ髄膜炎は否定的と考えますが，後者であれば，たとえ細胞数の増加が認められず，リンパ球優位であったとしても，髄液の培養で菌が検出されないことを証明するまでは髄膜炎として治療します。
- 肺炎球菌性肺炎だと判断しても，意識障害を認める場合には髄膜炎の合併を考慮したほうがよいでしょう。肺炎球菌性髄膜炎の40％程度は，肺炎，中耳炎，副鼻腔炎が先行しますので，肺炎の存在は髄膜炎の除外にはなりえません。

- 以上をふまえて意識障害患者のフォーカス検索では，以下について心がけておきましょう。

> 【意識障害患者のフォーカス検索で心がけるべきこと】
> ① 安易に髄膜炎を除外しないこと
> ② 他に原因が確定できない場合には腰椎穿刺を施行し根拠を残すこと
> ③ 否定できない場合には髄膜炎として治療し，培養結果や臨床経過をふまえて治療方針を決定する

5 抗菌薬だけが治療ではない！ 細胞外液，昇圧薬，外科的介入も適切に！

- 敗血症を疑ったら，何をするべきでしょうか。広域な抗菌薬を投与すればよいのでしょうか。敗血症，敗血症性ショックは早期の治療介入が大切であり，現場で迷っている時間はありません。敗血症性ショックの初療として1時間以内に行うべきことを，まずは5つ覚えましょう。

敗血症性ショック初療──1時間以内にすべきこと
（Hour-1 Surviving Sepsis Campaign Bundle of Care）（表4）[6]

- まずは敗血症性ショックの定義を確認しておきましょう。

> **敗血症性ショックとは…**
> 敗血症患者に対して十分な輸液を行ったにもかかわらず，下記の①②を満たす状態
> ① 平均動脈圧≧65mmHgを維持するのに昇圧薬を要する
> ② 血清乳酸値＞2mmol/L

- 以上をふまえ，**表4**を1つずつ確認していきましょう。

表4　敗血症性ショックの初療

①	乳酸値を速やかに確認。初回の乳酸値が2mmol/Lを超えていたら経時的にフォローせよ！
②	抗菌薬処方前に速やかに血液培養を2セット採取せよ！
③	広域な抗菌薬を投与せよ！
④	低血圧，もしくは乳酸値が4mmol/L以上の場合には，30mL/kgの晶質液を急速に投与せよ！
⑤	十分な晶質液の投与を行っても平均動脈圧が65mmHg以上を維持できないときには，昇圧薬を使用せよ！

（文献6より改変）

①乳酸値を速やかに確認。初回の乳酸値が2mmol/Lを超えていたら経時的にフォローせよ！

- 乳酸値の上昇をみたら，まずは循環不全に伴う乳酸アシドーシスを考えます。白血球やCRPよりも血行動態や重症度の評価に適しており，乳酸値の推移をみて，低下を確認できなければ初療の見直しや治療選択を再考する必要があります。
- ちなみに，乳酸値の評価は静脈血か動脈血かしばしば議論になりますが，一般的に静脈血で乳酸値の上昇が認められない場合には，動脈血においても同様の結果となることがわかっています[7]。敗血症性ショック症例で集中治療管理を行う場合には，早期に動脈ラインを確保し血行動態をモニタリングしながら，経時的に乳酸値を評価するのが望ましいでしょう。救急外来など初療の段階では静脈血で代用しているのが現状ではあります。

②抗菌薬処方前に速やかに血液培養を2セット採取せよ！

- これはあたりまえですね。"No Culture, No Therapy！"です。初療の段階で起因菌を特定する努力を怠ると，後で痛い目にあうのは自分です。忙しくやることの多い救急外来においても，人手が少ない夜間の病棟でも，急がば回れの精神でやるべきことはきちんと行いましょう。
- もちろん，敗血症のフォーカスを臓器特異的な所見から評価し，必要な検体はすべて提出します。肺炎を疑っているのであれば喀痰を，尿路感染症を疑っているのであれば尿を，髄膜炎が否定できないようであれば髄液を，アルコール性肝硬変などで腹水が溜まっている場合には腹水を，化膿性関節炎が否定できなければ関節液を，それぞれきちん

と培養提出しましょう。
- 可能な施設であれば，グラム染色を行わない理由がありません。その場で起因菌を教えてくれる検査はグラム染色以外にありません。普段から検査室の技師さんと仲良くなり，指導を受け，自身で評価できるようになることを心がけましょう。

③ 広域な抗菌薬を投与せよ！
- いくら早期に介入できても，抗菌薬が起因菌に対して不適切なものであれば意味がありません。しかし，注意が必要です。「広域な抗菌薬→カルバペネム系薬」ではありません。そこにバンコマイシンを追加しても，適切な広域抗菌薬とは限りません。常に患者背景，そしてフォーカスを意識した抗菌薬の選択が必要となります。

- たとえば，高齢者が重症肺炎を患った場合には，肺炎球菌やインフルエンザ桿菌などの一般的に頻度の高い起因菌に加えて，レジオネラも考えなければなりません。カルバペネム系薬＋バンコマイシンを投与してもカバーできていませんよね。また，① 高齢者，② ステロイド使用中の患者，③ 免疫抑制剤使用中の患者は細胞性免疫障害を有する者として注意する必要があります。その際，問題

表5　細胞性免疫障害×細菌（LLMNSs）

L	*L*egionella	レジオネラ
L	*L*isteria	リステリア
M	*M*ycobacteria	マイコバクテリア
N	*N*ocardia	ノカルジア
S	*S*almonella	サルモネラ
s	*s*taphylococcus	ブドウ球菌

となる細菌の代表がLLMNSs（**表5**）です（感染症コンサルタントの青木 眞先生から学びました）。感染のフォーカスから具体的な菌を意識して，それに見合った広域な抗菌薬を選択する必要があります。

④ 低血圧，もしくは乳酸値が4mmol/L以上の場合には，30mL/kgの晶質液を急速に投与せよ！
- 敗血症性ショックは血液分布異常性ショック（distributive shock）です。当然，抗菌薬でなく，十分な細胞外液投与が必要です。身体所見やバイタルサイン（ショックインデックス＝脈拍数/収縮期血圧など），エコー所見などを参考に適切な輸液量を決定していきますが，1つの目安として30mL/kgというのを覚えておきましょう。

⑤ 十分な晶質液の投与を行っても平均動脈圧が65mmHg以上を維持できないときには，昇圧薬を使用せよ！
- ④に準じて十分な細胞外液を投与しているにもかかわらず，目標血圧である平均血圧65mmHg以上（収縮期血圧ではありません）を維持できない場合には昇圧薬を使用します。昇圧薬の第一選択はノルアドレナリンです。ドパミンやドブタミンではありません。

5 Dの選択（表6）
- 敗血症に対する初期対応は前述の通りですが，抗菌薬，細胞外液，昇圧薬の投与では改善しない敗血症があります。それが，閉塞機転が存在する感染症，手術など外科的処置が必要な場合です。尿管結石に伴う急性閉塞性腎盂腎炎や，総胆管結石に伴う胆管炎，

下部消化管穿孔などは，ドレナージや手術を行わなければ救命困難です。バンドルに則り対応しつつ，その間に抗菌薬以外の治療介入の必要性を判断しましょう。

表6 5Dの選択

Drug	薬剤
Drainage	膿瘍，局所の感染巣のドレナージ
Debridement	感染した壊死組織のデブリドマン
Device removal	感染している可能性のあるカテーテルなどの除去
Definitive control	緊急手術が必要，保存的治療が無効の場合に感染巣の根治的制御

6 それぞれの医療機関における対応

A総合病院での対応

- 意識障害に加え，呼吸数の増加やSIRSを満たすような状態では感染症，特に敗血症の関与を考えます。敗血症？　と思ったら，1時間バンドル（**表4**）を意識して対応するとともに，フォーカス検索をきちんと行いましょう。検査が何でもできるが故に，CTをすぐにオーダーしがちですが，フォーカスを意識して読影しなければ検査結果に騙されます（浸潤影があるから肺炎，腎周囲の毛羽立ちがあるから腎盂腎炎など）。
- 髄膜炎は腰椎穿刺を施行しなければ判断は困難です。やるべきことをきちんと実践しましょう。
- Bクリニックからの紹介症例では，抗菌薬の投与が既になされていることも多いでしょう。その際には，抗菌薬のスペクトラムを意識した対応も必要です（細菌性肺炎の疑いに対してセフトリアキソンを連日投与しても増悪している場合にはレジオネラを考えるなど）。

Bクリニックでの対応

- 軽症患者の中から重症患者を拾いあげることがポイントとなります。発熱を主訴に来院した患者に対して，qSOFAを満たすか否か，悪寒戦慄を認めるか否か，食事摂取が可能か否かは必ず確認し，敗血症や菌血症が示唆される場合にはA総合病院への転院を考慮すべきでしょう。
- 発熱を認めないからといって，感染症でないとは限りません。これはqSOFAに体温の項目がないことからも理解できると思います。意識や呼吸数，心拍数（脈拍数）などバイタルサインを総合的に評価し，判断しましょう。
- 経口第3世代セフェムはバイオアベイラビリティが低く，効果が期待できません（**表7**）[8]。処方は控えましょう。

表7 経口第3世代セフェムとバイオアベイラビリティ

	経口吸収率（％）
Cefpodoxime proxetil（バナン®）	46％
Cefdinir（セフゾン®）	25％
Cefditoren pivoxil（メイアクト®）	16％
Cefcapene pivoxil（フロモックス®）	記載なし
Cefteram pivoxil（トミロン®）	記載なし

（文献8より改変）

さいごに…これだけは押さえておきたい！

- 意識障害の原因が感染症である場合には，既にqSOFAの1項目が陽性であり，呼吸数を中心とした他のバイタルサインの異常から敗血症の可能性を考え，対応します。
- 実際には肺炎や尿路感染症であることが多いですが，髄膜炎や肺炎であってもレジオネラなどの原因を患者背景から考えること，そして外科的介入の必要性も判断しなくてはなりません。

文献

1) Singer M, et al：JAMA. 2016；315(8)：801-10.
2) Vincent JL, et al：Intensive Care Med. 1996；22(7)：707-10.
3) Tokuda Y, et al：Am J Med. 2005；118(12)：1417.
4) Riquelme R, et al：Am J Respir Crit Care Med. 1997；156(6)：1908-14.
5) Ginde AA, et al：J Emerg Med. 2004；27(2)：101-8.
6) Levy M, et al：Intensive Care Med. 2018；44(6)：925-8.
7) Bloom BM, et al：Eur J Emerg Med. 2014；21(2)：81-8.
8) Antimicrobial Therapy, Inc：The Sanford Guide to Antimicrobial Therapy.（last digital content update：February 25, 2019）

意識障害×感染症のチェックパネル

バイタルサインに注目！敗血症を見逃さない！

<qSOFA criteria>
2項目以上満たせば陽性
- 呼吸数≧22回／分
- 意識障害
- 収縮期血圧≦100mmHg

敗血症のフォーカス

肺炎，腹腔内感染症，尿路感染症，皮膚・軟部組織感染症と細菌性髄膜炎を忘れるな！

腰椎穿刺

意識障害＋敗血症は常に髄膜炎を念頭に！
- 好中球優位に増加
➡ フォーカス不明なら細胞数ゼロでも否定してはならない！

敗血症の診断基準

（☞p36, 図2）

菌血症のサインはあるか?

意識障害＋
- 悪寒戦慄
- 全身痛

血液培養2セット
No Culture, No Therapy！

臓器に応じた培養提出
（喀痰・尿・髄液・腹水・関節液）
➡ グラム染色

敗血症性ショック

十分な輸液にもかかわらず
① 平均動脈圧≧65mmHgを維持するのに昇圧薬を要する
② 血清乳酸値＞2mmol／L

敗血症性ショックの初療

（☞p40, 表4）

5Dの選択

- Drug
- Drainage
- Debridement
- Device removal
- Definitive control

2章 意識障害

6 意識障害×薬剤

致死的疾患を見逃さない & マネージメントのための4つのルール

▶ 原因としての薬剤がわかっている場合は、量および服用してからの時間と症状がマッチするかを考える。
▶ 原因としての薬剤がわかっていない場合は、処方薬およびサプリメントをすべてチェックし、薬剤ごとの体内動態と症状の出現に関連性があるかを見出す。
▶「中毒のABCDE」を知って手順を確認。
▶ 日常でよく使われる薬剤による意識障害に注意！

1　原因としての薬剤を考えるにあたって

■ 意識障害の原因として、薬剤の影響は非常に大きなものとなっています。自殺企図を目的としたOverdose、高齢者に多い睡眠薬の使用によるもの、はたまた中毒などが挙げられますが、意識障害を引き起こす薬剤にはどのようなものがあるでしょうか。薬剤の影響には、特性と見抜き方のスタンダードがあります。ここでは意識障害の原因としての薬剤の考え方を学びつつ、Overdoseを正しく怖がり、原因薬剤へのアプローチ法を習得しましょう。中毒については、非常に膨大な知識が必要となるため、一般的には救命救急センターでの対応が望ましいとされています。本誌では、その大部分を専門書へゆずることとし、A総合病院でもBクリニックでも対応できそうなことに絞って述べていきます。

2　原因としての薬剤がわかっている場合

■ 意識障害をきたす可能性のある薬剤は非常に多いですが、外来で診るときには、原因となる薬剤が判明している場合と、原因が判明していない場合でアプローチが異なります。
■ 原因となる薬剤が判明している多くのケースはOverdoseでしょう。家族や救急隊が飲んだ薬剤の空殻を持ってくるからです。この場合は、その薬剤が「本当に意識障害を

きたしうるのか？」を調べる必要があります．飲んだ量と症状がある程度マッチしているかも考慮すべきです．
- 原因薬剤の中毒量は，各種の中毒マニュアルや中毒情報センター[1]へ問い合わせをして情報を得ます．
- 中毒によって重篤な症状を引き起こす可能性があり，胃洗浄の適応がある場合（1時間以内）には，胃洗浄を行うか，胃洗浄を行える施設への搬送を考慮します．活性炭投与や血液吸着療法の適応がある場合も同様に検討します．転院搬送させる場合は，内服したと推定される時間と量，そして被疑薬名を紹介状に記載します．自殺企図で希死念慮があることがわかれば，そのことも記載します．

3 原因としての薬剤がわかっていない場合

- 薬剤による意識障害は疑うところから始まります．原因としての薬剤がわかっていない場合，あるいは何らかの薬剤による意識障害を疑うためのアプローチとしては，以下の3段階にわかれます．

> **何らかの薬剤による意識障害を疑うためのアプローチ**
> ① 処方されている薬剤を総チェックする
> ② 服用した量とタイミングを確認する
> ③ 疑わしい薬剤の最高血中濃度到達時間（T_{max}）と症状出現時間をチェックする

① 処方されている薬剤の総チェック

- お薬手帳とお薬手帳に貼られている情報の日付を確認します．日付が古い場合には，薬の内容が変わっていないかを聴取し，わからなければ処方先へ確認の電話をして情報収集に努めます．
- サプリメントや漢方薬を飲んでいないかも確認が必要です．
- 内服薬がわからない場合でも，既往歴から内服薬を想起して疑うことも重要です．

② 服用した量とタイミングの確認

- 日付と処方期間から，現在もその薬を飲んでいることが疑わしければ，服用した量とタイミングを確認します．また，**表1**の事項も併せて確認・検討が必要です．

表1 薬剤についての確認・検討事項

タイミング	食事のタイミングか？ 頓服か？ 睡眠薬であれば夜の何時に服用したのか？ 夜間眠れずに追加で飲んでいないか？ などの確認
処方の変更	最近になっての処方の変更がないか？ ➡変更後の意識障害であれば，それに起因するものがないかの検討
薬の管理者	・認知症のある高齢者の自己管理であれば，服薬コンプライアンスが守れているかは怪しい ・施設が管理している場合も，入居のタイミングとの検討が必要 ➡自宅で服薬コンプライアンスが守れていなかった場合，施設管理された途端，薬剤が効果をすべて発揮してしまい意識障害で来院することがある

③ 疑わしい薬剤の T_{max} と症状出現時間のチェック

- 薬剤の体内動態と症状を検討します。意識障害が始まった時間帯と，原因として疑わしい薬剤を服用したタイミングに関連がないか検討します。薬剤の添付文書を調べると，T_{max} が記載されており検討材料に使用することができます。検討する際には，次の点に考慮します。

- まず午前中に発症している意識障害は，前日の睡眠時間，あるいは睡眠薬の使用の有無および薬剤をチェックします。普段と違う睡眠時間や時刻であれば，眠れなかった原因と，夜間眠れなかった際に追加で睡眠薬を使用していないかを聴取します。追加で使用していればその効果が強く出たと考えることができます。「午前中の意識障害」というのがキーワードで，常用薬に睡眠薬があるのであれば，日中の眠気や意識の変化についても聴取しておくとヒントが得られます。

- また，たとえばアリピプラゾール（エビリファイ®）という薬は，うつ病や統合失調症で処方される薬ですが，その半減期は60時間以上もあります。この薬を毎日飲めば徐々に体内に蓄積され，ある日重篤な意識障害として外来に現れることがあります（持ち越し効果）。

- その他によく使用される睡眠薬でも，T_{max} と半減期が，症状出現と関係性があるかをよく検討する必要があります（**図1**）。

- T_{max} や半減期に影響を与えそうな要素としては，腎機能の低下が考えられます。腎機能は脱水やショックなどによる病的な低下，または年齢とともに低下していくものです（**表2**）。同じ薬を使っていても，ある日突然その薬で症状をきたすことも考えられます。脱水やショックがなくても，腎機能を考慮して加齢とともに薬剤の投与量を減少させるべきですが，実際にそのようなケースは少ないと思われます。

- 一般に，薬剤による意識障害であれば，時間経過によって徐々に意識レベルが回復してくるはずですから，意識レベルの回復状態もひとつのヒントになります。

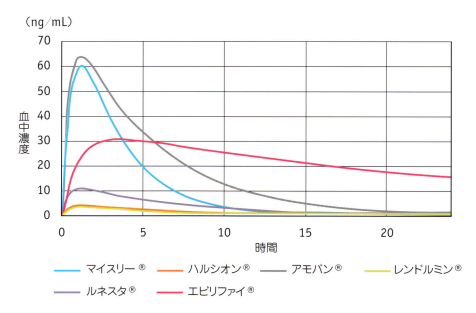

図1 よく使用される薬剤のTmaxと半減期のイメージ

（各添付文書より作成）

表2 年齢・性別ごとにみたeGFR（血清クレアチニン1.0mg/dLの場合のeGFR換算値）

年齢・性別	血清クレアチニン値	eGFR（mL/分/1.73m²）
60歳男性	1.0mg/dL	59.9
70歳男性	1.0mg/dL	57.3
80歳男性	1.0mg/dL	55.2
90歳男性	1.0mg/dL	53.3
60歳女性	1.0mg/dL	44.3
70歳女性	1.0mg/dL	42.4
80歳女性	1.0mg/dL	40.8
90歳女性	1.0mg/dL	39.4

4　Overdoseの正しい怖がり方と中毒の対応

「ABC」の管理

- どのような薬剤のOverdoseでも，常に「ABC」の管理が重要です。すなわち，以下を保つことにあります。

【救急のABC】
A：Airway（気道）
B：Breathing（呼吸）
C：Circulation（循環）

- よくあるAirwayトラブルは舌根沈下による上気道閉塞です。気道確保のために，下顎挙上法やエアウェイチューブの挿入によって，大多数は改善が見込めるはずです。それでも対応が難しい場合は，気管挿管を考慮します。
- Breathingトラブルとしては，薬剤によるアナフィラキシーなどで喘息症状を生じたり，稀ですが急性心不全や肺水腫を起こすことがあります。
- Circulationは，循環を保つために補液やアドレナリン・ノルアドレナリンの使用を考慮することになります。

「中毒のABCDE」での診療

- 原因薬剤がわかっている場合は，「中毒のABCDE」の手順で診療を行います。専門的な治療が必要であることが多く，施設によっては救命救急センターへの転送を考慮します。

> 【中毒のABCDE】
> A：Alter Absorption／Antidote（除染／拮抗薬）
> B：Basics（全身管理）
> C：Change Catabolism（代謝経路の変更）
> D：Distribute Differently（分布の変更）
> E：Elimination（排泄促進）

- 一部の薬剤は拮抗薬の投与を行います（**表3**）。ベンゾジアゼピンに対するフルマゼニル（アネキセート®）は有名ですが，フルマゼニルの効果は30分ほどしかもたないため，治療として使用するというよりは，原因推定に用いる程度と考えます。

表3 拮抗薬一覧

薬剤	拮抗薬	薬剤	拮抗薬
一酸化炭素	酸素（高流量）	抗コリン薬	フィゾスチグミン
ベンゾジアゼピン	フルマゼニル	有機リン	アトロピン，PAM
モルヒネ	ナロキソン	三環系抗うつ薬	メイロン
アセトアミノフェン	N-アセチルシステイン	ヒ素，水銀，金	BAL
β遮断薬，Ca拮抗薬	グルカゴン，インスリン，カルシウム	鉄	デフェロキサミン
メトヘモグロビン	メチレンブルー	青酸	亜硝酸アミル，亜硝酸ナトリウム，チオ硫酸ナトリウム，ヒドロキソコバラミン
メタノール，エチレングリコール	エタノール，ホメピゾール		

- フルマゼニルで一時的に覚醒しても，それで帰宅可能というわけではないことに注意します。またフルマゼニルは，選択的セロトニン再取り込み阻害薬（SSRI）や三環系抗うつ薬を使用していると痙攣を誘発する危険性があるため，複数の薬剤による影響を考える場合には，慎重に投与を検討する必要があります。

5 原因薬剤の推定の仕方(Toxidrome)

- 原因薬剤がわからない場合のアプローチにToxidromeという考え方があります。これはToxic Syndromeを縮めてつくられた用語です[2]。意識障害をきたしている患者からは情報収集が難しいことが多く，Toxidromeが役に立つことがあります(**表4**)。

表4 薬剤ごとのToxidromeの特徴

	意識・精神状態	血圧	脈拍	体温	瞳孔	発汗	その他の所見
抗コリン薬	興奮・せん妄	↑	↑	↑	●	↓	乾燥，皮膚紅潮，尿閉
覚醒剤，コカイン，LSD，PCP	興奮	↑	↑	↑	●	↑	振戦，痙攣
SSRI	興奮・錯乱	↑	↑	↑	●	↑	振戦，反射亢進，ミオクローヌス，筋硬直
コリン作動薬	抑制	↑↓	↑↓	↓	—	↑	流涎，流涙，失禁，下痢，気道分泌物増加，筋攣縮，麻痺
鎮静薬	抑制	↓	↓	↓	—	—	反射低下，運動失調
エタノール	抑制/興奮	↓	↓	↓	—	—	反射低下，運動失調
オピオイド	興奮・不安	↓	↓	↓	・	—	反射低下

↑：上昇　↓：低下　−：ほとんど変化なし
●：散大　・：縮瞳

- Toxidromeはバイタルサインや身体所見，症状を組み合わせることで，原因薬剤に当たりをつけるという方法です．しかし，あくまでも1つの薬剤による影響を見抜く方法であるため，複数の薬剤による症状の場合は，典型的なパターンを示さなくなり推定が難しくなります．
- Toxidromeでは，興奮系と抑制系にわけると考えやすくなります．興奮系では薬剤によって血圧や脈拍，体温が上昇し，精神状態は興奮か昏睡，瞳孔は散大し，著明な発汗を呈します．抑制系では血圧や脈拍，体温が低下し，精神状態は鎮静傾向にあり，瞳孔は縮瞳します．意識障害のタイプを興奮系か抑制系かにわけて考えるのと同義です．
- 興奮系の薬剤は覚醒剤，コカイン，LSD，PCP(フェンサイクリジン)，抗コリン薬，SSRIです．SSRIでは，いわゆるセロトニン症候群をきたすことがあります．抑制系の薬剤はコリン作動薬，鎮静薬，エタノール，オピオイドです．

【興奮系】
- **抗コリン薬**：アトロピン，スコポラミン，抗ヒスタミン薬，抗パーキンソン病薬，抗精神病薬，三環系抗うつ薬，鎮痙薬
- **SSRI**：デュロキセチン（サインバルタ®）
  ➡ SSRI＋MAO阻害薬による相互作用，SSRI＋デキストロメトルファンによる相互作用

【抑制系】
- **コリン作動薬**：有機リン，カーバメイト系殺虫剤
- **鎮静薬**：ベンゾジアゼピン，バルビツール酸
- **エタノール**：飲酒，メタノール，エチレングリコール
- **オピオイド**：モルヒネ，フェンタニル，ヘロイン

■ Toxidromeは原因となる薬剤の系統分類には役立ちますが，トライエージ®を用いるとさらに絞り込める可能性があります．しかし，トライエージ®は偽陽性が多いことも知られており，使用に際しては注意が必要です．トライエージ®の添付文書には，偽陽性となる薬剤一覧も記されていますので，陽性になった場合は偽陽性となりうる薬剤を常用していないかも一緒に検討します．

6 意識障害をきたす，実は危険な頻用薬剤

■ 身近な薬剤の中には，いつの間にか意識障害をきたしてしまうものがあります（**表5**）．その薬剤が「意識障害を起こす可能性があるもの」「中毒域が狭く意識障害をきたしやすいもの」という認識を持てない限り，原因はいつまでもわかりません．これらの薬剤についても注意する意識を持ちましょう．血糖降下薬による意識障害については低血糖の項をご参照下さい（☞2章2）．

表5 意識障害をきたしうる身近な薬剤

薬剤	特徴	主な症状	備考
マグネシウム	・制酸薬や下剤として頻用 ・腎機能障害のある人では注意（腎機能障害のない高マグネシウム血症の報告もあり）	意識障害，ホットハンド，筋力低下，腱反射消失，呼吸筋障害によるCO_2ナルコーシス	原因不明の意識障害で，血中マグネシウム濃度を測定すると判明することがある
ビタミンD製剤	・骨粗鬆症や慢性腎不全に処方 ・高カルシウム血症の原因として最多	意識障害，倦怠感，脱力感，易疲労感，食思不振，悪心嘔吐，便秘，血圧高値，QT延長	血清カルシウム濃度は補正したカルシウム濃度で考える
リチウム	・双極性障害などに用いられる ・有効血中濃度が非常に狭く中毒症状を呈しやすい	悪心嘔吐，下痢，口渇，振戦，筋緊張亢進，腱反射亢進，徐脈，血圧低下	長期内服によりリチウム誘発性腎性尿崩症を生じ，尿量の急激な増加で診断がつくことがある
テオフィリン	・気管支喘息に対して処方 ・治療域と中毒域が狭い	振戦，動悸，頻脈，興奮状態などの興奮系の作用，悪心嘔吐，テオフィリン関連痙攣	内服歴がある場合には積極的に疑う

マグネシウム

- マグネシウム製剤は制酸薬や下剤として頻用され，安全な薬だと思われていますが，意識障害をきたしうる薬剤のひとつです[3]。腎臓から排泄されるため腎機能障害のある人では注意を要しますが，腎機能障害のない高マグネシウム血症の報告もあります[4]。また，高齢者は脱水などで容易に腎機能が低下するため，マークすべき薬剤です。
- 症状としては意識障害以外にホットハンド（手掌部が発赤して暖かくなる現象）が有名で，そのほか表5に挙げた症状で発見されることもあります。麻痺性イレウスになることで消化管内に大量のマグネシウムが残存し，除去に苦労することもあります。
- 透析によって速やかに除去されますが，細胞内に押し込まれたマグネシウムが透析後に再び血中に流れて，何度も高マグネシウム血症を反復することがあります[5]。原因不明の意識障害に出会った場合，血中マグネシウム濃度を測定すると判明することがあります。

ビタミンD製剤

- 骨粗鬆症や慢性腎不全に対して処方されているビタミンD製剤は，高カルシウム血症の原因として最も多い薬剤です[6]。脱水や腎機能障害があると，容易に高カルシウム血症になります。
- 意識障害のほかにも表5に挙げた不定愁訴のような症状や消化器症状などを起こします。
- 血清カルシウム濃度はアルブミンで補正されるため，補正したカルシウム濃度で考えます。

【Ca補正式】
補正Ca濃度＝血清Ca濃度＋（4－血清アルブミン濃度）

リチウム

- リチウムは双極性障害などに広く用いられますが，有効血中濃度が0.8～1.2mEq/Lと非常に狭い薬剤です。そのため容易に中毒症状を呈します[7]。リチウムを長期内服中の患者に意識障害が現れたら疑います。
- リチウム中毒となりやすいのは，尿の濃縮能の低下，甲状腺機能低下症，副甲状腺機能亢進症，体重増加です[7]。
- 表5に挙げた症状が出現することもあります。
- リチウムを長期内服していると，リチウム誘発性腎性尿崩症を生じることがあり，尿量の急激な増加で診断がつくこともあります[8]。

テオフィリン

- テオフィリンは気管支喘息に対して，日本でよく処方されている薬剤ですが，これも治療域と中毒域が狭い薬です。
- 表5のような中毒症状が挙げられますが，テオフィリン関連痙攣という難治性痙攣を引

き起こし脳症に発展することがあります[9]。
- 臨床的な役割はほかの薬で代償しうるのですが，いまだに使われている薬剤のひとつです。内服歴があった場合には積極的に疑っていきます。

7　それぞれの医療機関における対応

A総合病院での対応
- 原因のわからない薬剤による意識障害は，脳卒中や一般検査で除外した上で疑います。そのため採血や頭部CTなどの検査も併せて考えます。被疑薬の血中濃度の測定や，トライエージ®の利用が可能であれば行います。被疑薬が確定的で拮抗薬があるのであれば，拮抗薬で対応を開始します。
- Overdoseや中毒は「ABCDE」で対応します。胃洗浄の適応は原則1時間以内です。活性炭投与や透析の適応があるかを専門医と相談して方針を決めていきます。

Bクリニックでの対応
- ベンゾジアゼピン系のOverdoseで，比較的量が少なく，意識障害はあるものの回復傾向にある患者であれば，摂取時間も併せて評価し，経過観察可能です。そうでない場合は救命救急センターなどへ紹介する必要があります。
- 紹介状には被疑薬，量，内服したと推定される時間を記載します。その他の処方薬があれば情報をできる限り提供できるようにします。

さいごに…これだけは押さえておきたい！
- 薬剤による多彩な意識障害を上手に見抜くには，原因を追究するための情報収集が欠かせません。
- 患者本人以外にも，家族や目撃者，搬送してきた救急隊，かかりつけ医などへアクセスして，積極的に情報収集を行いましょう。

文献

1) 日本中毒情報センターHP. (2018年12月閲覧)
   http://www.j-poison-ic.or.jp/homepage.nsf
2) Mofenson HC, et al：Pediatr Clin North Am. 1970；17(3)：583-90.
3) Yamaguchi H, et al：CEN Case Rep. 2019；8(1)：31-7.
4) 厚生労働省医薬・生活衛生局：酸化マグネシウムによる高マグネシウム血症について. 医薬品・医療機器等安全性情報 No.328.（2018年12月閲覧）
   https://www.mhlw.go.jp/file/06-Seisakujouhou-11120000-Iyakushokuhinkyoku/0000185078.pdf
5) Weng YM, et al：J Emerg Med. 2013；44(1)：e57-60.
6) Ozkan B, et al：Turk J Pediatr. 2012；54(2)：93-8.
7) McKnight RF, et al：Lancet. 2012；379(9817)：721-8.
8) Meltzer E, et al：Isr Med Assoc J. 2002；4(4)：265-7.
9) Yoshikawa H：Acta Neurol Scand Suppl. 2007；186：57-61.

意識障害×薬剤のチェックパネル

正しい怖がり方
どの薬剤による影響でも「ABC」を保つことを最優先させる

原因薬剤がわかっていない場合
〈以下をチェック〉
① 処方薬
② 服用量とタイミング
③ T_{max}と症状出現時間

①処方薬
- お薬手帳
  ➡日付が最新か確認
- 処方先へ情報収集
- 既往歴から内服推定
- サプリメント
- 漢方薬

原因薬剤がわかっている場合
- Overdose？
- 中毒量を調べる
- 胃洗浄など専門治療を要するか？

②服用量とタイミング
- 誤用の有無
- 睡眠薬の追加使用の有無
- 処方薬変更の有無
- 薬の管理
  ➡入退院・施設入居など管理者変更はないか

③T_{max}と症状出現時間
- 両者の関係性
- 持ち越し効果
- 腎機能の低下

中毒のABCDE
A：除染／拮抗薬
B：全身管理
C：代謝経路の変更
D：分布の変更
E：排泄促進

Toxidrome
バイタルサインや身体所見，症状を組み合わせて原因薬剤に当たりをつける（☞p50，表4）

意識障害をきたす頻用薬剤
- マグネシウム
- ビタミンD製剤
- リチウム
- テオフィリン

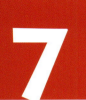

2章 意識障害

意識障害×肝性脳症

**致死的疾患を見逃さない
＆
マネージメントのための4つのルール**

▶病歴聴取を怠るな！ 家族や周囲の人から経過を必ず確認！
▶肝性脳症の診断は身体所見で肝硬変を探すことから！
▶検査前確率を評価し，アンモニアを提出しよう！
▶鑑別疾患を評価しながら肝性脳症の診断にせまろう！

1 原因としての肝性脳症を考えるにあたって

■肝性脳症というと，アルコールヘビーユーザーの肝硬変患者がきたす"成れの果て"というイメージがあるかもしれません。しかし，実際にはアルコールとは無関係な肝硬変（非アルコール性脂肪性肝疾患：NAFLDなど）による肝性脳症や，ほかの意外な原因で肝性脳症となっていることがあります。そもそも初診の意識障害患者では，病歴がまともにとれない状況にあり，どのように肝性脳症へアプローチするかは悩ましいところです。肝性脳症は，まずは疑うところから始まりますが，本項ではどのように疑っていくかについてせまっていきます。

2 肝性脳症の微妙な症状

■肝性脳症の症状は，とっても微妙です。特に初期症状は微妙ですので，敏感な家族に連れられて来院するか，来院しないかのどちらかになります。
■典型的な病歴としては，精神運動の微妙な変化で始まり，進行性の昏迷や羽ばたき振戦，眠気，昏睡といった症状の経過があります[1]。
■この中で，最初に出るのが精神運動遅延（psychomotor slowing）です[2]。精神運動遅延は簡単に言うと，会話が減る，考えるのに時間がかかる，決断力や集中力が落ちるといった，ちょっと面倒なことが上手くできなくなってしまうことですので，何かと面倒がるというのは精神運動遅延を疑う症状になります。

- 昼夜逆転してしまうのも肝性脳症の初期にはあります．また，不適切な行動（衣服の前後を間違える，歯磨きの仕方を忘れるなど，あたりまえのことができなくなる）やイライラ，抑うつといった感情の変化が観察されます[3]。
- 精神運動遅延が進むと精神運動制止状態になり，口数が極端に減って，行動も不活発になり，寝たきりとなってしまいますが，これらはうつ病の人にも現れる症状で，「うつ病と思われた人の中に肝性脳症がある」ということになります．このあたりは慢性硬膜下血腫や低血糖，認知症なども鑑別する必要があります（表1）。

表1 肝性脳症の鑑別疾患

代謝性疾患	糖尿病ケトアシドーシス（DKA） 高浸透圧高血糖症候群（HHS）
内分泌系疾患	低ナトリウム血症 高カルシウム血症 甲状腺機能低下症
薬物・中毒 （☞2章6）	アルコール離脱症状 ウェルニッケ脳症 オピオイドの使用 ベンゾジアゼピンの使用
感染症	脳炎 敗血症関連脳症
脳血管系 （☞2章3）	脳梗塞 脳出血 脳血流量低下
その他	非痙攣性てんかん重積状態（NCSE）（☞2章9） 脳占拠性病変 認知症 睡眠時無呼吸症候群 精神疾患（☞2章8）

（文献1より改変）

3　肝性脳症の典型パターンと肝硬変

- 意識障害で眼の前に現れる場合は，典型パターンを知っておくとスムーズに対応できます．肝性脳症は，肝硬変患者が脱水症，便秘症，感染症，眠剤投与（ベンゾジアゼピン）によって意識障害をきたすというのが典型パターンです．これらの誘引を窒素負荷・代謝異常・薬剤に大きくわけておくのがポイントです（表2）。
- 肝硬変のある腎不全患者にアミノ酸補充を行うと高アンモニア血症をきたし，肝性脳症を誘発することが知られていますが，門脈−下大静脈シャントのある患者の脱水や透析による中心静脈圧低下，尿素サイクル酵素異常症，バルプロ酸の過剰投与[4]も肝性脳症の原因とな

表2 肝性脳症の誘引

窒素負荷	蛋白摂取量増加 高BUN血症 便秘症
代謝異常	低ナトリウム血症 低カリウム血症 低酸素血症 アルカローシス 脱水症
薬剤	ベンゾジアゼピン オピオイド 利尿薬

りえます。
- いずれにせよ肝硬変かどうか，肝硬変であればどの程度かをきちんと判断できなくては，事前確率が高い患者か低い患者かわかりません。
- 肝硬変の原因となるのは長年のアルコール多飲による影響だけでなく，B型肝炎ウイルスやC型肝炎ウイルスのようなウイルス性のものもあれば，自己免疫性肝炎や原発性胆汁性胆管炎のような自己免疫性のもの，非アルコール性脂肪性肝炎（non-alcoholic steatohepatitis；NASH），ウィルソン病やヘモクロマトーシスのような代謝性のものまであるため，既往歴を確認したり，ウルソデオキシコール酸の内服によって肝疾患を持っていないかとチェックすることが大切です。
- 初診患者であれば，図1に挙げたような症状が手がかりになります。

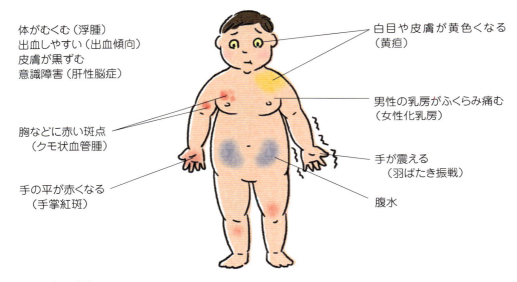

図1 肝硬変の症状

- 肝硬変の程度はChild-Pugh分類を用います。5項目すべてが1点なら合計5点，すべて3点なら15点になります。Child-Pugh分類Aは5～6点，Child-Pugh分類Bは7～9点，Child-Pugh分類Cは10～15点で分類します（**表3**）。

表3 Child-Pugh分類のためのスコア

判定基準	1点	2点	3点
アルブミン（g/dL）	3.5超	2.8以上3.5未満	2.8未満
ビリルビン（mg/dL）	2.0未満	2.0以上3.0未満	3.0超
腹水	なし	軽度（コントロール可能）	中等度以上（コントロール困難）
肝性脳症（度）	なし	Ⅰ～Ⅱ	Ⅲ～Ⅳ
PT時間	4秒未満，70%超	4～6秒，40～70%	6秒超，40%未満

- Child-Pugh分類を使うには，肝性脳症のグレード分類ができなければなりません（**表4**）。

表4 肝性脳症のグレード分類（昏睡度）

昏睡度	
Ⅰ	●睡眠覚醒リズムの逆転 ●状況に合わない過度な幸福感 ●だらしなく気にとめない態度
Ⅱ	●時間，場所がわからなくなる ●物の取り違え ●異常行動（例：お金をまく，化粧品をゴミ箱に捨てるなど） ●眠りに陥りがちでうとうとしている（普通の呼びかけで開眼し会話ができる） ●医師の指示には一応従う ●羽ばたき振戦
Ⅲ	●興奮状態または意識混濁に幻覚などの状態を伴う反抗的態度 ●ほとんど眠っている ●外的刺激で開眼しうるが，医師の指示に従わない，または従えない ●羽ばたき振戦
Ⅳ	●昏睡（完全な意識の消失） ●痛み刺激に反応
Ⅴ	●深い昏睡 ●痛み刺激に反応しない

〔犬山シンポジウム（1981年）をもとに作成〕

4　肝性脳症とアンモニア

- 肝性脳症の診断に役立つ検査といえば，血中アンモニア濃度と思われがちですが，これは誤解だと報告されています[5]。高アンモニア血症の感度は37.5％，特異度は66.7％しかなく，除外のために使うことはできませんし，特異度も決して高くありません。これはてんかん発作などの全身性痙攣の後[6]や，激しい運動[7]によって高アンモニア血症となることからも理解できます。
- しかし，肝性脳症の昏睡度に応じて血中アンモニア濃度が高くなるとも報告されており，事前確率が高いのであれば血中アンモニア濃度の測定は役に立つでしょう（**図2**）[5]。
- 肝性脳症昏睡度と血中アンモニア濃度の関係をみると，血中アンモニア濃度が200μg/dLを超えたあたりから，事前確率が上がってきますので，かなりの血中アンモニア濃度高値であれば，肝性脳症による昏睡を強く疑うことができます。

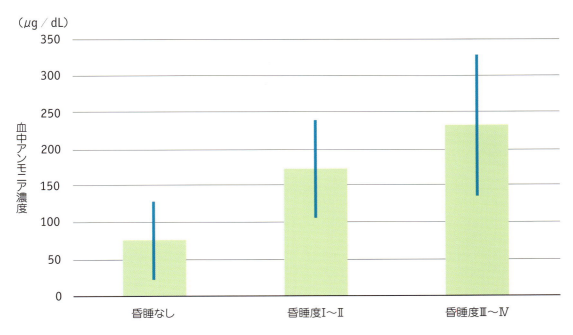

図2 肝性脳症の昏睡度と血中アンモニア濃度　　　　　　　　　　　　　　　　（文献5より改変）

5 鑑別疾患

ウェルニッケ・コルサコフ症候群

- 肝硬変の原因として，慢性的なアルコール多飲があるため，アルコール関連疾患が鑑別疾患に挙がります。特にウェルニッケ・コルサコフ症候群は注意力や知覚の低下，質問への不適切な応答，話題がずれる傾向性などの症状が肝性脳症に類似しています。
- 肝性脳症では健忘症状（言葉や名前が出てこない，今やっている作業を保ち続けることができない）が常にあるのに対して，コルサコフ症候群では初期の頃に作話がときどきみられるという点が異なります。外眼筋麻痺や，注視誘発眼振（gaze-evoked nystagmus），失調歩行があればウェルニッケ症候群のほうを疑いやすくなり，チアミンを十分量投与して症状が改善するようであれば肝性脳症の可能性は低くなります。

アルコール離脱せん妄

- アルコール離脱せん妄も肝性脳症に非常にオーバーラップした側面を持っています。しかし，肝性脳症は比較的静かであるのに対して，アルコール離脱せん妄は大声をあげたり，省略した荒々しい表現の言葉遣いであったり，多量に発汗しているなど[8]，こちらの受ける印象がずいぶんと違います。
- また，肝性脳症の振戦といえば羽ばたき振戦（図3）ですが，アルコール離脱せん妄の振戦は振れが大きくリズミカルな振戦で，この点も異なります。

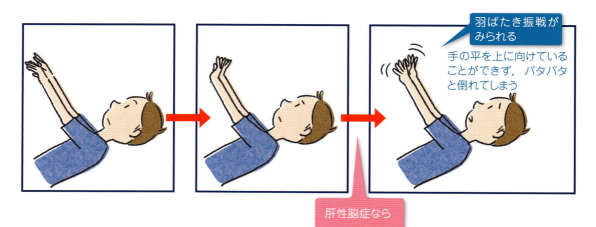

図3 羽ばたき振戦の誘発法(半坐位)
指示に従える状態であれば,仰臥位(実際には半坐位)なら腕を前に出して,手の平を背屈させるように指示する。肝性脳症では背屈を維持できず,"脱力して"手の平が戻ってしまうのを確認する

非痙攣性てんかん重積状態(NCSE)

- 非痙攣性てんかん重積状態(nonconvulsive status epilepticus;NCSE)も鑑別に挙がります。NCSEは原因不明の意識障害とされやすく,ベッドサイドでの脳波試験が決め手になることがあります(☞2章9)。

硬膜下血腫

- 慢性/急性硬膜下血腫はどちらも肝性脳症に似た症状をきたします。神経学的にフォーカルな所見があれば肝性脳症らしくはありませんが,やっかいなことに慢性アルコール中毒者や慢性肝障害のある人は,頭蓋内出血になりにくいにもかかわらず[9]硬膜下血腫になりやすい[10]ので,両者は常に鑑別に挙げなければなりません。

尿路感染症

- 尿路感染を起こす菌の中にはウレアーゼ産生菌がいます(**表5**)。ウレアーゼは尿素を分解してアンモニアを生成するため,ウレアーゼ産生菌による感染症では高アンモニア血症をきたすことがありますが,特に尿路では膀胱静脈叢からアンモニアが吸収されて高アンモニア性脳症となることがあります[11]。
- この場合は肝機能障害があるのではなく,尿路感染症から高アンモニア血症となっているため,原因疾患を治療することが最優先となります。

表5 ウレアーゼ産生菌

プロテウス・ミラビリス
クレブシエラ属
モルガネラ・モルガニー
コリネバクテリウム

6　それぞれの医療機関における対応

A総合病院での対応

- アルコール関連疾患や頭蓋内疾患を鑑別に挙げた上で，病歴や外傷の有無の評価，頭部CTを検討します。
- 意識障害に伴う症状をチェックします。肝硬変を示唆する所見がないか，羽ばたき振戦がないか，既往歴やChild-Pugh分類から肝硬変の有無を疑い，血中アンモニア濃度が著しく高いかどうかをみます。
- 血中アンモニア濃度が高ければ肝性脳症を強く疑いますが，そうでなくとも除外はできないことを念頭に精査を進めます。場合によってはNCSEの診断目的に脳波検査を行います。
- 肝性脳症として原因がはっきりすれば消化器科などで入院。肝性脳症疑いで原因がはっきりしない場合は，鑑別のための入院先を選定します。

Bクリニックでの対応

- 通院歴のある患者であれば，日常生活からアルコール依存があるか，食事の状況，便秘の有無，脱水症状がないか，肝機能のこれまでのデータを参考に，急激に肝機能が悪化していないかをチェックします。
- 検査結果がすぐに出ない場合は，肝硬変の身体症状を参考にして，肝性脳症疑いとして一通りの検査ができる総合病院の救急外来などへ搬送を検討します。

さいごに…これだけは押さえておきたい！

- 肝硬変の既往がある場合は，肝性脳症を疑うのは容易かもしれませんが，高アンモニア血症だけを頼みにしていると診断に困ることがあります。
- 肝硬変患者の意識障害であれば，まずは肝性脳症を疑うこととし，頭蓋内疾患やほかの原因が隠れていないかをチェックする必要があります。
- いずれにしても肝性脳症の診断は，病歴や身体所見で疑うところから始まります。

文献

1) Ellul MA, et al:BMJ. 2015;351:h4187.
2) Weissenborn K, et al:J Hepatol. 2001;34(5):768-73.
3) Bajaj JS, et al:Gastroenterology. 2008;135(5):1591-600.
4) Kulick SK, et al:Ann Emerg Med. 1993;22(3):610-2.
5) Arora S, et al:CJEM. 2006;8(6):433-5.
6) Karte H, et al:Klin Wochenschr. 1976;54(4):185-6.
7) Banister EW, et al:Int J Sports Med. 1990;11 Suppl 2:S129-42.
8) DAVIDSON EA, et al:J Ment Sci. 1958;104(435):326-33.
9) Donovan LM, et al:Clin Gastroenterol Hepatol. 2015;13(1):165-9.
10) Schmidt L, et al:PLoS One. 2015;10(10):e0140450.
11) Ghatak T, et al:J Anaesthesiol Clin Pharmacol. 2013;29(3):415-6.

 意識障害×肝性脳症のチェックパネル

肝性脳症の初期症状
精神運動遅延
- 会話が減る
- 思考に時間がかかる
- 決断力が落ちる
- 集中力が落ちる
- ➡何かと面倒がる

肝硬変かどうか？
➡症状の確認
（☞p57，図1）
肝硬変ならどの程度か？
➡Child-Pugh分類
（☞p57，表3）

血中アンモニア
- 200μg/dL以上
- 症状がある
- ➡肝性脳症を強く疑う

主な誘引
- 窒素負荷
  蛋白摂取量増加，高BUN血症
- 代謝異常
  低Na血症，低K血症
- 薬剤
  ベンゾジアゼピン

鑑別疾患
- 代謝性疾患
- 内分泌系疾患
- 薬物&中毒
- 感染症
- 脳血管系
- その他

硬膜下血腫
- 症状は似ている
- 慢性肝障害の人は硬膜下血腫になりやすい

アルコール関連
- ◉アルコール離脱せん妄
- 大声
- 発汗
- ◉ウェルニッケ脳症
- 外眼筋麻痺
- 注視誘発眼振
- 失調歩行

NCSE
- 原因不明の意識障害
- ベッドサイドでの脳波試験が決め手

尿路感染症
尿中pH>8.0
➡ウレアーゼ産生菌による高アンモニア血症を疑う

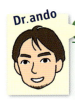

Column：アルコール関連の意識障害——急性アルコール中毒

- アルコール離脱せん妄だけでなく，飲酒そのものが意識障害の原因となりえます．**表**の関係性は有名ですが[a]，実際にはかなり個人差があるのを実感している人もいるかと思います．

表 血中アルコール濃度と症状

血中アルコール濃度	症状
25〜50 mg/dL	協調運動低下
50〜100 mg/dL	判断力低下
100〜150 mg/dL	歩行障害，バランス力低下
150〜250 mg/dL	気力の低下，介助なしに立位が保てない
300 mg/dL	健常者は昏睡するレベル
400 mg/dL	呼吸抑制

（文献aより改変）

- 急性アルコール中毒の症状は，遺伝的要因，アルコール摂取のタイミングや量，飲むスピード，アルコール摂取の頻度によって変わると言われています[b]．
- 血中アルコール濃度は特殊な検査であるため，直接測定できる医療機関は少ないと思います．そのため，ほとんどの施設では血中アルコール濃度を推定するために，血清浸透圧を測定し，計算します．

〈血中アルコール濃度（推定）の計算法〉

推定アルコール血中濃度＝4.6×浸透圧ギャップ＊

＊浸透圧ギャップ＝血清浸透圧－（2×Na＋BUN/2.8＋血糖値/18）

- 意識障害の原因が見つからず，本人からの病歴聴取が困難な場合に計算することが多いですが，**急性アルコール中毒で意識障害となっているのか，酩酊状態での転倒による頭部外傷が隠れていないか，他の疾患が紛れていないかには，常に慎重な判断を要します．**

文献

a) Marx JA, et al：Rosen's Emergency Medicine：Concepts and Clinical Practice. 5th ed. Mosby, 2002, p2513.
b) Sullivan JB Jr, et al：J Forensic Sci. 1987；32(6)：1660-5.

2章　意識障害

8 意識障害×精神疾患

致死的疾患を見逃さない & マネージメントのための4つのルール

▶致死的な精神疾患×意識障害を見抜け！
▶精神疾患を疑ったときが，誤診のはじまりと心得よ！
▶致死的Overdoseと特徴を覚えよ！
▶目は口ほどにものを言う！　全身評価の中に目の評価を加えよ！

1　原因としての精神疾患を考えるにあたって

- 厚生労働省の患者調査によると，精神疾患の治療のために外来受診している人は361.1万人，入院している人は31.3万人おり，30人に1人は何らかの精神疾患があると推定されます。
- 救急外来でも一般外来でも，精神疾患を抱えた人の内科疾患や外傷などを経験したことは多いのではないでしょうか。
- 精神疾患のある人が意識障害で来院すると，ついつい精神疾患が原因のように思いがちです。気がつくとアンダートリアージになっていて冷や汗をかいた，という怖い思いをした人もいるかもしれません。
- 一般的に40歳以上で初発の精神症状では，まず器質的なものを考えます。安易に精神科に紹介してはいけないのです。
- 本項では，どうすれば精神疾患のある意識障害の患者に怖い思いをせず対応できるようになるかを述べていきます。

2　致死的な精神疾患×意識障害を見抜け！

- 致死的な精神疾患の特徴は，<u>突然発症，発熱などのバイタルサインの異常や発熱を伴う，12歳未満か40歳以上，精神科受診歴なし，自殺企図（後述）</u>などが挙げられます。また，糖尿病や心血管疾患の既往，最近の処方薬剤の変更といった注意すべき項目もあ

ります。
- 特に危険で致死的な精神症状は，せん妄です。
- 救急外来でせん妄が認められた高齢者の12カ月後の死亡率は10〜26％であったと報告されています[1, 2]。しかも，そこでせん妄を見逃すと6カ月後の死亡率が30.8％にもなります[3]。そのため，精神疾患を疑ったときが誤診のはじまりと心得ておくべきです。誰かが「この患者，Psychoだわ」とつぶやいたら，医師免許失効の危険がせまっていると思うべきなのです。
- せん妄の症状は，過活動型と低活動型に大きくわけると理解しやすくなります（**表1**）。過活動型は興奮，警戒感，幻覚に代表され，せん妄といえば過活動型と思っている人も多いかもしれません。一方で低活動型のほうは，せん妄の症状としてあまり認識されないことが多いですが，無表情，無気力，傾眠といった症状が代表的です。低活動型のせん妄があると，一般的に予後不良と言われます[4]。

表1 せん妄のタイプ別症状

タイプ	症状	備考
過活動型	興奮，幻覚，妄想，不眠，不穏	夜間徘徊，転倒，点滴抜去などのリスクがある
低活動型	無表情，無気力，傾眠	意識障害の遷延，内的不穏の持続，うつ病や不眠症と誤診されうる
混合型	上記が混在	上記が混在

- 低活動型はうつ病や不眠症と誤診されることが多く，目の前の意識障害がせん妄の低活動型かどうか？ という疑問を常に持ち続ける姿勢が大切です。
- せん妄の原因は"I WATCH DEATH"と覚えます（**表2**）。何かしらの内因性疾患，長期臥床，環境騒音や環境変化，疼痛（骨折や術後）が考えられますので，原因検索をして対応する必要があります。

表2 せん妄の原因：I WATCH DEATH

Infectious	感染症	敗血症，脳炎，髄膜炎，梅毒，脳膿瘍
Withdrawal	離脱症	アルコール，バルビツレート，鎮静・睡眠薬
Acute metabolic	代謝性	アシドーシス，電解質異常（Na，K，Mg，Ca），肝不全，腎不全，血糖異常
Trauma	外傷	頭部外傷，熱傷
CNS disease	中枢神経系	出血，脳血管障害，血管炎，てんかん発作，脳腫瘍
Hypoxia	低酸素性	急性低酸素血症，慢性肺疾患，低血圧
Deficiencies	不足	チアミン（ビタミンB_1），ナイアシン（ビタミンB_3），ビタミンB_{12}
Environmental	環境要因	高・低体温，食事，副腎，甲状腺
Acute vascular	血管性	高血圧緊急症，クモ膜下出血，静脈洞血栓症
Toxins/drug	薬剤性	処方薬，違法薬物，アルコール，農薬，工業用毒物，一酸化炭素中毒，シアン化合物，溶剤
Heavy metals	重金属	鉛，水銀

- 問診は，夜間の睡眠確保ができているか，興奮状態はどうか，家族や他者との関わりはあるか，といった生活背景や日常生活との対比が中心となります。
- せん妄の診断方法はCAM（Confusion Assessment Method）が有用で（**表3**）[5]，感度96％，特異度93％，LR（Likelihood ratio）14と高感度，高特異度です。

表3　せん妄の診断法：CAM（Confusion Assessment Method）

必須項目
1）急激な発症と症状の動揺性
2）注意力の低下
3）または4）を満たす
3）支離滅裂な思考
4）意識レベルの変化

3　自殺企図

- 自殺企図患者が目の前に現れることもあります。意識状態としては，300/JCSの昏睡状態の人もいれば，ぼーっとしながら歩いて来られる人もいます。
- 自殺企図の患者には，できるだけ精神科医による診察の機会をセッティングしましょう。最悪の場合，自殺を完遂して目の前に運ばれてくるかもしれません。
- 精神科へ紹介状を書くときは，再度自殺企図しそうであるかのリスクを記載します（**表4**）。より具体的な自殺手段（客観的にみて致死性の高い手段，遺書があるなど）を選んだ場合は注意を要するため，どのように自殺しようとしたのか，なぜその方法を選んだのかがわかるまで聴取する必要があります。

表4　再度の自殺企図リスク

	高リスク群	低リスク群
疾患	うつ病，統合失調症	適応障害，不安神経症
手段	首吊り，飛び降り，切腹	リストカット
薬物	一酸化炭素（練炭），農薬	眠剤，市販薬
背景	・抑うつ状態が2週間以上 ・社会的支援を受けていない	・衝動的（きっかけがはっきりしている） ・担当の社会支援員がいる
対応	・安全の確保 ・自殺手段の除去 ・入院	・傾聴 ・危険因子の確認 ・問題の整理と助言

- 致死性の低い方法であったとしても，本人がそれで死ぬことができると予測している場合には注意します。

- 不定愁訴でやってくる患者に冷たくすると，自殺して戻ってくることもありますから，時間がかかることがあってもケアの姿勢を忘れてはなりません。
- 自殺未遂者とその家族は受診をする前に，様々な背景を抱えているものです。場合によっては患者も家族も自殺行動をとったことに，責任を感じたり罪の意識を持っていたりするかもしれません。医療者としては，医学的な安全性や危険性の情報を伝え，こうした背景を感じ取り，中立性を保ちつつ，ねぎらいの言葉をかけることが大切です。

4　Overdose

- 自殺企図の手段としてよく用いられるのが，薬剤のOverdose（過量内服）です。
- 患者がOverdoseで意識障害がある場合は，どの薬を飲んだか，飲んだ薬の空殻の確認，飲んだ時間の推定をします。薬の空殻はできるだけ現場から持ってきてもらうよう家族や救急隊に要請します。
- 飲んだ時間は，薬剤の添付文書でT_{max}や$T_{1/2}$を確認することで，これから薬剤の影響がピークを迎えるのか，そろそろ目を覚ます頃かなど，今後の展開を推測するのに役立ちます（☞2章6）。
- 飲んだ薬剤が処方薬かどうかも大切です。処方薬でなければ入手経路（家族のもの，他人のもの，市販薬，違法なもの，インターネットで購入したもの）まで把握しておきます。煩雑な入手経路で手に入れた薬のOverdoseでは，自殺企図として再発リスクが高いと考えます。
- Overdoseでは，正確には中毒量や致死量（LD_{50}）を調べて，体重計算から薬剤の影響を検討すべきですが，中毒の情報が手に入らない環境であれば，注意すべき薬剤かどうかをまず確認しましょう。
- 摂取から1時間以内であれば胃洗浄が有効で，それ以降は活性炭投与を考慮します。胃洗浄を実際に行えるケースは少ないことが多く，筆者は摂取から1～2時間以内でも蠕動抑制をきたすような抗コリン系やサリチル酸（NSAIDsも）のOverdoseであれば，エコーやCTで胃内容物に薬剤らしきものが見えたら，胃内容物の吸引・洗浄を試みることがあります。
- Overdoseで注意すべき薬剤として，海外では麻薬が危険視されています（**図1**）[6]。日本では比較的レアですが，担癌患者には麻薬が処方されていますので，ないとは限りません。

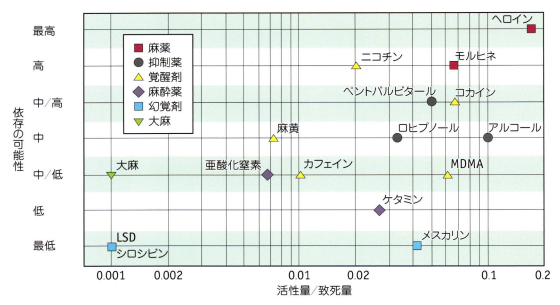

図1 薬物の危険性と依存の可能性 （文献6より改変）

- Overdoseで致死性が高い薬剤とその影響として，以下を押さえておきましょう．

> **Overdoseで致死性が高い薬剤とその症状**
> - 血糖降下薬による低血糖脳症
> - 降圧薬による遷延するショックや心停止
> - 抗凝固薬による脳出血や消化管出血
> - アセトアミノフェンによる肝障害
> - 三環系抗うつ薬による不整脈

アセトアミノフェン

- アセトアミノフェンは市販の感冒薬に含まれていることが多く，市販薬だからといって安心はできません．次の場合，最寄りの救命救急センターへの早期搬送が必要です．

> **救命救急センターへの早期搬送が必要となる場面**
> 1) 1回の服薬量が10g以上，または200mg/kg以上のとき
> 2) 24時間以内の服薬量が10g以上，または200mg/kg以上のとき
> 3) 少なくとも2日間服薬し，1日平均摂取量が6g以上，または150mg/kg以上

- アセトアミノフェン中毒を疑った場合は，内服4時間以後の血中アセトアミノフェン濃度を測定します．血中濃度の高値を認めれば，診断確定です．<u>ポイントは4時間以後ということと，ノモグラムを使用することです</u>[7]（**図2**）．
- 最近は4時間値が150μg/mLではなく100μg/mLで治療を開始することが推奨されています．理由としては，肝障害発症の予防を強固にすること，そして医療費削減のためです[8]．

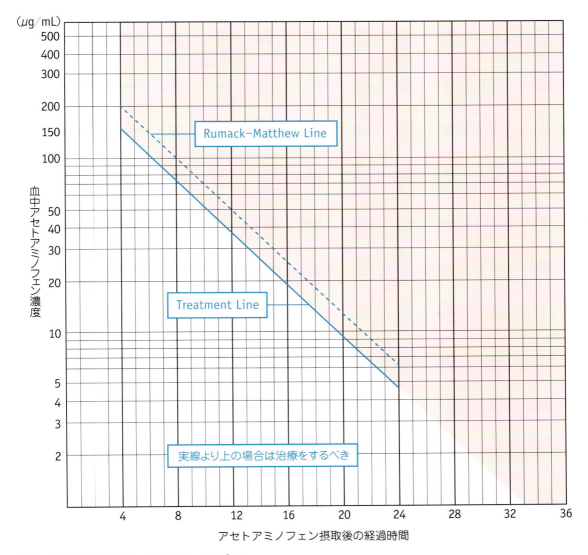

図2 アセトアミノフェン中毒のノモグラム

ノモグラム：アセトアミノフェン摂取後の経過時間に対する血中アセトアミノフェン濃度（Rumack and Matthew：Pediatrics. 1975;55(6):871-6より改変）。摂取後の血中アセトアミノフェン濃度が肝毒性をもたらすかどうか，それによりアセチルシステイン療法を併用すべきかどうかの確率を推定するために開発された

【図の使用にあたっての注意】
1. 時間座標は摂取後の時間を表す
2. グラフは，一度のOverdose後の血中濃度のみに関連している
3. 血中アセトアミノフェン濃度評価における潜在的な誤差およびOverdoseからの推定時間を考慮して，Treatment LineをRumack-Matthew Lineの25％下にプロットしている

- しかしこの方法では，アセトアミノフェンの血中濃度測定の結果を待って治療を開始することになってしまいます。実際には，アセトアミノフェンを含んだものをOverdoseしていて，嘔気・嘔吐があれば治療開始しておき，血中濃度がわかった時点で治療継続かどうかを判断しています。また，アルコールと一緒にOverdoseしている場合や慢性アルコール中毒の場合は肝毒性が強く出ることがあるため，症状が出現していなくても

早めの対応を心がけます。
- アセトアミノフェンの治療薬はN-アセチルシステイン（NAC）です。中毒の得意な救命救急センターには置いてあるものです。投与量や飲ませ方については成書にゆずります。

三環系抗うつ薬

- 三環系抗うつ薬（四環系抗うつ薬も含む）は，中毒を起こすと心室頻拍（**図3**）や心停止を引き起こす恐ろしい薬物です。必ず心電図を取得し，以下の所見がないかを見ます。

> - QRS幅の延長（心室内での伝導遅延）
> - aVRにおけるR波増高（≧3mm）

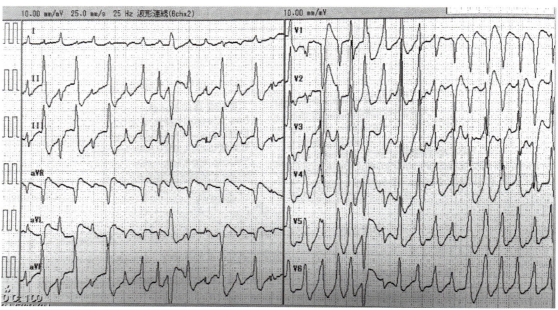

図3 四環系抗うつ薬による多形性心室頻拍

- QRS幅ばかりに目が行きがちですが，「aVRでの3mm以上のR波増高」が，痙攣や心室性不整脈を予測する唯一の有意な所見と言われており，重要です[9]。

セロトニン症候群

- サインバルタ®などのSSRI/SNRI，リチウム，抗パーキンソン薬のOverdoseではセロトニン症候群になります。セロトニン症候群はとにかく震えているのが特徴的です。意識状態は興奮しているか錯乱状態のこともあります。筋強剛があることから，悪性症候群との鑑別が必要になりますが，悪性症候群は症状出現までに服用後7日前後の日数が必要な一方，セロトニン症候群は服用後24時間以内である点が大きく異なります。セロトニン症候群の診断にはHunterの基準が知られています（**表5**）[10]。

表5 セロトニン症候群の診断：Hunterの基準

5週間以内にセロトニン作用薬を内服，かつ①～⑤のいずれか1つを満たす
① 振戦＋腱反射亢進
② 自発性クローヌス
③ 筋強剛＋高体温（＞38℃）＋眼球クローヌスまたは誘発性クローヌス
④ 眼球クローヌス＋精神運動興奮または発汗
⑤ 誘発性クローヌス＋精神運動興奮または発汗

（文献10より改変）

◎

- テオフィリンやリチウム，ジゴキシン，アセトアミノフェンは治療域と中毒域が非常に近い薬剤ですので，これらの薬剤のOverdoseは非常に危険です．
- 小児の場合は1ピル1キルドラッグと呼ばれる薬剤は1錠でも飲んではいけませんので，たとえ1錠でも飲んでいるなら注意を要します（表6）[11]．

表6 1ピル1キルドラッグ

Caブロッカー	オピオイド
βブロッカー	テオフィリン
クロロキン	樟脳
クロニジン	サリチル酸メチル
血糖降下薬	三環系抗うつ薬

（文献11より改変）

5 悪性症候群

- 精神疾患の既往のある意識障害の中で，常に気を張っていたいのは悪性症候群です．出現頻度が低いため，ここでしっかり押さえておきましょう．
- 悪性症候群のほとんどは，原因となる薬剤投与後，あるいは減量・中止後1週間以内に発症します[12]．麻酔薬による悪性高熱や中毒系のものと異なり，タイムラグが大きいため薬剤が原因と考えにくいのが難点です．意識状態としては，興奮状態もあれば昏睡状態もあります．錐体外路症状としての筋強剛や振戦，ジストニア，構音障害や嚥下障害があり，頭部画像検査所見が陰性であることがヒントになりえます．このあたりはセロトニン症候群に類似しているところです．食事を摂れていないことが多く，脱水や低栄養，ビタミンB_1不足が重なって高度の腎前性腎不全やショックに陥っていることもあり，多くの場合は救命救急センターでの対応が必要になってきます．
- 診断基準としてはLevenson（表7）やPope（表8）らの診断基準が知られています．
- 鑑別疾患としては甲状腺クリーゼ，褐色細胞腫，熱中症，脳炎，アルコール離脱症状，セロトニン症候群，破傷風が挙げられます．そのため，詳細な病歴聴取や画像検査，髄液検査などが必要になってきます．
- 治療の第一選択は筋弛緩薬であるダントロレンで，ドパミン作動薬であるブロモクリプチンの併用や抗不安薬の短期での併用，電気痙攣療法を行うこともあります[13]．ダントロレンは呼吸抑制をきたすことがあるため，投与にあたっては呼吸状態の観察や挿管管理が必要になってきます．

表7 Levensonの悪性症候群診断基準

大症状3項目を満たす，または大症状2項目＋小症状4項目を満たせば確定診断
大症状
1）発熱
2）筋強剛
3）血清クレアチンキナーゼ（CK）高値
小症状
1）頻脈
2）血圧の異常
3）頻呼吸
4）意識変容
5）発汗過多
6）白血球増多

表8 Popeの悪性症候群診断基準

以下のうち3項目を満たせば確定診断
1　発熱（他の原因がなく37.5℃以上）
2　錐体外路症状（下記のうち2つ以上）
1）鉛管様筋強剛
2）歯車現象
3）流涎
4）眼球上転
5）後屈性斜頸
6）後弓反張
7）咬痙
8）嚥下困難
9）舞踏病様運動
10）ジスキネジア
11）加速歩行
12）屈曲伸展姿勢
3　自律神経機能不全（下記のうち2つ以上）
1）血圧上昇（拡張期20mmHg以上）
2）頻脈（通常より30回/分以上増加）
3）頻呼吸（25回/分以上）
4）発汗過多
5）尿失禁
上記2項目と以下の1項目以上があれば悪性症候群の可能性が高い
1　意識障害
2　白血球増加
3　血清CK上昇

6　目は口ほどにものを言う

- うつ病や統合失調症の既往のある患者が意識障害で来院したとき，どのような症状があれば精神疾患が原因らしいと考えるかについても述べておきます。
- すべての患者において器質的な原因が隠れていないかを考慮するとしても，バイタルサインにも症状にも変化が乏しい場合は，何を指標に精神疾患らしさを考えるかということになります。
- 一般的に，眼瞼が震えている，強制的に開眼させようとすると抵抗する，開眼させたタイミングで眼球上転するのが観察できる，頭部回旋で眼球が正中固定されているのは，意識がなければできない運動になります。そのため，これらの所見が確認できれば，器質的な疾患の意識障害らしくないと考えられます（表9）[14]。

表9　精神疾患を疑うことができる目の所見

以下の所見が確認できれば，転換性障害やPNESなど精神疾患を疑う
・眼瞼が震えている
・強制開眼に抵抗する
・開眼させると眼球上転する
・頭部回旋で眼球が正中固定

（文献14より改変）

- もちろん，強い頭痛のある髄膜炎などで，意識レベルが昏睡でなければ開眼に抵抗しようとするでしょうし，100％確実に精神疾患を疑える所見ではありません。
- 心因性非てんかん性発作（psychogenic non-epileptic seizures；PNES）とてんかん発作を比較した研究では，PNESの96％で閉眼していたが，てんかん発作ではわずか2.6％しか閉眼していなかったという報告もあり[15]，「目は口ほどにものを言う」として参考になるようです。全身の評価を行いつつ，目の評価を行いましょう。

7　それぞれの医療機関における対応

A総合病院での対応

- せん妄を見逃したら致死率が高いことを念頭に，精神症状や精神疾患があると考えた場合は，その原因がどこにあるかを検索するために，採血，頭部画像検査，髄液検査などを適宜行います。
- 自殺企図の患者は安易に帰宅させず，再度自殺企図リスクを評価した上で，精神科医の診察機会をアレンジするよう手配します。
- Overdoseでは，どの薬の中毒か，飲んだ量が致死量に達しているか，薬物動態を念頭に服薬時

- 間を確認します。
- 注意を要すべき薬物中毒は，ABC（気道・呼吸・循環）の安定化を図りつつ，拮抗薬の投与，胃洗浄の適応，活性炭の投与を検討します。
- 忘れた頃にやってくる悪性症候群は，処方量の変更や中断と関連しており，ある程度時間が経過しているのが特徴です。
- 目は口ほどにものを言いますが，参考所見としておきましょう。

Bクリニックでの対応

- 通院患者であれば，普段の精神状態や意識状態との変化に気づけるかが重要です。
- バイタルサインの変動に注意して，最寄りの救命救急センターへの搬送を考慮します。
- 自殺企図の患者は軽症でも安心してはいけません。リスク評価を行った上で精神科受診を検討します。緊急性が高いと判断されたら救命救急センターや精神科救急のある施設への受け入れ要請を行います。
- Overdoseでは比較的軽症な患者を診る可能性がありますが，薬物動態を調べて，これから増悪してくるかどうかを検討します。増悪する可能性があれば，呼吸抑制など危険な変化を念頭に置いて入院や転院搬送を検討します。

さいごに…これだけは押さえておきたい！

- 精神疾患と意識障害は切っても切れない関係にあり，ちょっとした薬剤や全身状態が意識レベルに影響します。
- そのため，常にABC（気道・呼吸・循環）の評価を行い，全身を診るつもりで診療に当たるという心がけが必要とされます。

文献

1) Hustey FM, et al：Ann Emerg Med. 2003；41(5)：678-84.
2) McCusker J, et al：Arch Intern Med. 2002；162(4)：457-63.
3) Kakuma R, et al：J Am Geriatr Soc. 2003；51(4)：443-50.
4) Han JH, et al：Acad Emerg Med. 2009；16(3)：193-200.
5) Inouye SK, et al：Ann Intern Med. 1990；113(12)：941-8.
6) Gable RS：Drugs and Society U.S. Public Policy. Fish JM, et al, ed. Rowman & Littlefield, 2006, p149-62.
7) Ferner RE, et al：BMJ. 2011；342：d2218.
8) Medicines and Healthcare products Regulatory Agency：Benefit risk profile of acetylcysteine in the management of paracetamol overdose. 2012.
9) Liebelt EL, et al：Ann Emerg Med. 1995；26(2)：195-201.
10) Boyer EW, et al：N Engl J Med. 2005；352(11)：1112-20.
11) Eldridge DL, et al：Emerg Med Clin North Am. 2007；25(2)：283-308；abstract vii-viii.
12) Caroff SN, et al：Med Clin North Am. 1993；77(1)：185-202.

13) Strawn JR, et al:Am J Psychiatry. 2007;164(6):870-6.
14) Devinsky O, et al:Nat Rev Neurol. 2011;7(4):210-20.
15) Avbersek A, et al:J Neurol Neurosurg Psychiatry. 2010;81(7):719-25.

 意識障害×精神疾患のチェックパネル

まず器質的なものを！
- 40歳以上
- 初発
- ➡安易に精神科に紹介してはならない！

致死的な精神疾患
- 突然発症
- バイタルサイン異常
- 発熱を伴う
- 12歳未満
- 40歳以上
- 精神科受診歴なし
- 自殺企図

せん妄を見抜く！
- 低活動型は予後不良
- "I WATCH DEATH" の語呂合わせで原因を覚える

再度の自殺企図リスク
高リスク群（☞p66, 表4）
〈疾患〉うつ病，統合失調症
〈手段〉首吊り，飛び降り
〈背景〉抑うつ状態が2週間以上など
➡安全の確保，自殺手段の除去，入院などで対応

致死性が高いOverdose
- 血糖降下薬
- 降圧薬
- 抗凝固薬
- アセトアミノフェン
- 三(四)環系抗うつ薬

せん妄診断のCAM
〈必須項目〉
1) 急激な発症と症状の動揺性
2) 注意力の低下
〈3) または4) を満たす〉
3) 支離滅裂な思考
4) 意識レベルの変化

アセトアミノフェン中毒
緊急性が高い場合
①1回量が10g以上または200mg/kg以上
②24時間以内に10g以上または200mg/kg以上
③2日間服用し1日平均6g以上または150mg/kg以上

三環系抗うつ薬中毒
- 心室頻拍や心停止の原因に！
- ➡QRS延長，aVRでR波≧3mmの有無チェック

悪性症候群
服用後7日前後で症状出現
- 発熱
- 筋強剛
- 興奮や錯乱
- ➡セロトニン症候群と鑑別を！

Column：うつ病を甘くみてはいけない！

Dr.sakamoto

- Overdoseで来院した患者の多くは，うつ病や双極性障害，統合失調症などの精神疾患を抱えていることが多く，複数回繰り返している症例も少なくありません。Overdoseによる臓器への影響はおおむね問題ないことが多いのが現状ですが，その都度，内服理由や自殺企図手段を必ず確認し，再発を可能な限り防止する必要があります。
- 再発リスクが高い症例としては，①遺書などがあり計画性がある，②現在もなお強い希死念慮があるなどが代表的です。「どうせ死ぬ気などないでしょ」と軽視するのではなく，**きちんと評価し，リスクが高いと判断した場合には入院ならびに精神科へのコンサルトを行うようにしましょう。**
- 精神科にすぐに相談できない状況では，事前にそのようなことが起こった際の対応方法を構築しておきましょう。精神科救急情報センターなど協力してもらえる部署があるはずです。
- 自殺者は低下傾向にありますが，依然として年間2万人と決して少なくなく，うつ病は自殺の原因となる健康問題の代表疾患です[a]。バイタルサインが問題なく，内服内容が致死量でない場合でも決して安心はせず，その後の再発を防止する努力は怠らないようにしましょう。

文献

a) 厚生労働省自殺対策推進室／警察庁生活安全局生活安全企画課：平成29年中における自殺の状況. 2018.（2018年12月閲覧）
https://www.npa.go.jp/safetylife/seianki/jisatsu/H29/H29_jisatsunojoukyou_01.pdf

2章 意識障害

意識障害×痙攣

致死的疾患を見逃さない & マネージメントのための4つのルール

- ▶ まずはバイタルサインを確認。ジアゼパムを投与すればいいってもんじゃない！
- ▶ 臭いものに蓋をしてはいけない。原因検索を怠るな！
- ▶ 痙攣重積を見逃すな！ 5分以上の痙攣の継続，遷延する意識障害では鑑別せよ！
- ▶ 患者，家族への説明は適切に！ 不用意に不安を煽ってはいけない！

1　原因としての痙攣を考えるにあたって

- "痙攣"と聞くと，目の前でガクガク，そのようなイメージがあるかもしれません。痙攣をしていたら，ルートをとってセルシン®（ジアゼパム）10 mgを静脈内投与（IV）して，その後，頭部CTや採血の結果を見て…おおむねそのような対応でも上手くいくことが多いですが，いくつか注意点があります。意識障害を主訴に来院した患者では，痙攣が継続しているか否かで対応が異なります。意識障害患者において，いかにして痙攣患者を疑い，どのように対応するべきかをまとめておきましょう。

2　痙攣か否か，それが問題だ！

- 意識障害患者が，目の前で強直性痙攣や間代性痙攣を認めれば，痙攣の関与を疑うことは難しくありません。しかし痙攣したからといって，必ずしもジアゼパムを静注するかというと，そうではないことに注意が必要です。

バイタルサインを必ず確認！

- 痙攣に対してセルシン®やホリゾン®などのジアゼパムを静注してよいのは，血圧が保たれている患者とまずはシンプルに理解しておきましょう。
- 痙攣の原因は多岐にわたり，てんかん以外に急性症候性発作（誘発性の痙攣：provoked seizure）として，脳卒中，血糖異常，低ナトリウム血症などの電解質異常，薬剤性，中

枢神経感染症，離脱（アルコール，ベンゾジアゼピン），外傷，子癇発作，銀杏中毒など多岐にわたります（**表1**）。また，脳血流の乏しい時間が一定期間継続すると痙攣を認めることがあります。

表1 痙攣の原因

頭蓋内疾患が原因とは限らない
①失神（syncopal seizure）
②脳卒中（急性症候性発作orてんかん）
③急性代謝障害（血糖異常，低ナトリウム血症などの電解質異常，肝性脳症，尿毒症，低酸素性脳症など）
④急性中毒（薬物，アルコール，一酸化炭素，銀杏など）
⑤離脱（ベンゾジアゼピンなどの薬物，アルコール）
⑥中枢神経感染症（髄膜炎，脳炎など）
⑦頭部外傷
⑧心因性
⑨その他（子癇，破傷風など）

- それぞれの原因に対して介入しなければ，痙攣はコントロールできません。特に，心室細動（ventricular fibrillation；VF）などによって脳血流が低下している患者に対してジアゼパムを静注すると，痙攣は止まるかもしれませんが，呼吸，さらには心臓も止まってしまいます。<u>心停止に伴う痙攣は必ず否定する癖を持つとよいでしょう。</u>バイタルサインを確認し，ジアゼパムを使用してよい病態なのか否かを瞬時に判断できるようになりましょう。

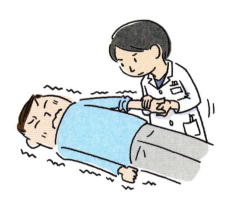

病歴から痙攣らしさを確認！

- 痙攣を示唆する病歴として，失神との鑑別は非常に重要です。**表2**[1]に示した，Historical Criteriaは頭に入れておきましょう。
- 目の前で右上肢から始まる強直・間代性痙攣を認めれば誰もが判断可能ですが，倒れているところを発見し，その原因が痙攣ということもめずらしくありません。また，現場では痙攣を認めても，診察時には止まっていることも多いため，どのような状況で，どのような痙攣を認めたのかを確認する必要があります。

表2 Historical Criteria ─ 痙攣と失神の鑑別

評価項目	点数
舌咬傷	2点
昏迷，異常体位，四肢の痙攣様運動	1点
情動的ストレスを伴う意識消失	1点
発作後昏睡	1点
意識消失中に頭部が片方に引っ張られる	1点
déjà vuなどの前駆症状	1点
失神感	−2点
長時間の坐位・立位での意識消失	−2点
発作前の発汗	−2点

≧1点：痙攣，＜1点：失神
感度：94％，特異度：94％

（文献1より改変）

■ 以下については，痙攣らしい所見と言えます。

【痙攣らしい所見】
- 舌咬傷（特に外側）
- 素直な倒れ方でない状況で発見（失神では姿勢保持筋が低下して倒れるため素直な倒れ方になる）
- 尿失禁を認める
- déjà vuなどの前駆症状を認める…など

■ また，高齢者のてんかんはほぼすべてが症候性部分発作であるため，痙攣は上下肢の左右どちらかから始まります。両手同時に痙攣が始まった場合には，てんかんよりも失神など脳血流が低下する病態を考え，バイタルサインをチェックする癖を持つとよいでしょう。

■ 痙攣している最中の目にも注目しましょう。てんかん患者の痙攣の多くは開眼しています。閉眼している場合には心因性を考慮します。以下に，心因性発作の可能性が高い所見を挙げます。

【心因性発作の可能性が高い所見[2]】
① 首の規則的・反復的な左右への横振り運動
② 発作の最中に閉眼している場合
③ 発作中に泣き出す場合
④ 発作出現に先行して1分以上の閉眼・動作停止を伴う擬似睡眠状態が出現する場合

3　止めるべき痙攣は速やかに止めよう！

■ 血圧が保たれている場合には速やかに痙攣を止めましょう。目の前の痙攣を止めることができる薬剤はジアゼパムしかありません。ジアゼパムを10mg静注すると76％の痙攣を止めることができます[3]。

ジアゼパムの投与方法と投与量

■ 誰もが知っている薬ではありますが，実際の投与方法や量まで正しく理解しているでしょうか。投与経路は静注であるため，痙攣患者が来院した場合には速やかに細胞外液でルートを確保しましょう。

■以下に，ジアゼパムの投与方法と投与量についての注意をまとめました。

- ジアゼパムは生理食塩水と混ぜると混濁し溶解しないため，必ず原液を静注する！
  生理食塩水を使用するとすれば，その後の後押しとして利用しましょう。20ccのシリンジにジアゼパムと生食を吸って使用してはいけません。
- 体重50kg以下の高齢者では5mgの静注で十分！
  1A（10mg）使用すると多くの高齢者は過鎮静の状態となり呼吸抑制を認めてしまいます。明確な決まりはありませんが，体重50kg以下の高齢者では5mgの静注で十分でしょう。それで止まらなければ追加で投与します。呼吸抑制のために，長らくバッグバルブマスクでサポートするのは大変ですから。ちなみに，小児では**表3**の量が推奨されており，体重を意識する必要があることがよくわかります[4]。

表3 小児の痙攣時のジアゼパム投与量

セルシン® 1A＝10mg＝2mL			
初回投与量		最大投与量	
体重	投与量	体重	投与量
5kg	0.3mL	5kg	0.5mL
8kg	0.5mL	8kg	0.8mL
10kg	0.6mL	10kg	1.0mL
15kg	0.9mL	15kg	1.5mL
20kg	1.2mL	20kg	2.0mL
25kg	1.5mL	25kg	2.0mL
30kg	1.8mL	30kg	2.0mL

ルートがキープできない？！

■静脈路が確保できない場合には，ミダゾラムの筋注を選択します。体重が40kg以上であれば10mgの筋注，13～40kgであれば5mgが標準的です。

ジアゼパムで止まらなかったら

■5mg，10mgと投与しても痙攣が治まらない場合には，次の一手をとる必要があります。即効性はジアゼパムには負けますが，第2段階の薬剤を投与します。この段階で使用する薬剤の特徴は2つ。①急速飽和可能，②経静脈投与可能，であることです。

① **急速飽和**：読んで字のごとく，急速に投与可能で，短時間で血中濃度が上昇する薬剤です。ジアゼパムで目の前の痙攣を止めながら，その間に再発を防ぐ準備をしておくイメージです。
② **経静脈投与**：第2段階で使用する薬剤はどれも経静脈投与可能です。バルプロ酸やカルバマゼピン，ラモトリギンなどは内服薬で頻用されますが，残念ながら経静脈薬は存在しません。

- フェニトイン，ホスフェニトイン，フェノバルビタール，レベチラセタムの4つを頭に入れておきましょう。それぞれの実際の投与方法と投与速度の目安は**表4**[5]の通りです。

表4 抗てんかん薬（抗痙攣薬）投与量と投与速度

薬剤（すべて静注）	具体的な投与量	投与速度
ホスフェニトイン	22.5mg/kg	150mg/分以下
フェニトイン	5〜20mg/kg	50mg/分以下
フェノバルビタール	15〜20mg/kg	100mg/分以下
レベチラセタム	1,000〜3,000mg 20〜60mg/kg（小児）	2〜5mg/kg/分
ミダゾラム	0.1〜0.3mg/kg	1mg/分

（文献5，p78をもとに作成）

- ホスフェニトインはフェニトインのプロドラッグですが，フェニトインと比較して，①血管内皮障害の副作用が軽減，②生理食塩水で溶解する必要がない，③単独ルートである必要がない，などメリットがあるため，ホスフェニトインが採用されている場合には選択するとよいでしょう。
- 投与速度から計算すればわかりますが，現場で即座に使用できるよう実際の投与時間を簡略化して頭に入れておきましょう。ホスフェニトイン，レベチラセタムは必要量を15分以上かけて急速飽和，フェニトイン，フェノバルビタールは30分以上かけて急速飽和すると覚えておくとよいでしょう。
- ミダゾラムも第2段階から使用する薬剤としてガイドラインには記載されていますが，急速に投与すると呼吸抑制が顕著に認められるため，少量持続投与にとどめましょう。上記薬剤で止まらず，ミダゾラムやその他プロポフォールやチオペンタールなど第3段階で用いる薬剤を選択する場合には，確実な気道確保目的に気管挿管を行った上で使用しましょう。

4　痙攣重積を見逃すな！

- 一昔前，痙攣が30分以上持続した場合を重積状態と定義していました。しかし，多くの痙攣は数分内に治まること，なるべく早く鎮痙するに越したことはないことから，現在は5分以上継続したら重積を考慮し対応することになっています（**表5**）[5]。また，一度鎮痙が得られた痙攣であっても，その後意識が普段通りに改善する前に再度痙攣を認める場合にも重積と判断します（**表6**）。救急症例における痙攣の多くは，救急要請時や発見時には痙攣を認めていても，診察時には止まっていることがほとんどです。その患者が来院後，普段と同様の意識状態へ改善する前に，再度痙攣を認めたら"重積"と考え対応するということです。

表5 てんかん重積：治療フローチャート

Stage	早期てんかん重積状態	確定したてんかん重積状態	難治てんかん重積状態
	第1段階（5〜30分）	第2段階（30〜60分）	第3段階（60分以上）
使用薬剤	ジアゼパム	ホスフェニトイン（フェニトイン）	ミダゾラム
		フェノバルビタール	プロポフォール
		レベチラセタム	チオペンタール
		ミダゾラム	チアミラール

（文献5，p78をもとに作成）

表6 痙攣重積と判断するポイント

① 痙攣が5分以上持続する場合
② 鎮痙が得られた後，意識が普段と同様へ改善する前に再度痙攣した場合

5 非痙攣性てんかん重積状態（NCSE）という病態を知ろう！

- 強直性痙攣や間代性痙攣が明らかであれば，誰もが意識障害の原因に痙攣が関与していることはわかるでしょう。しかし，痙攣の目撃がなく，意識障害の状態で発見された場合には診断は一筋縄にはいきません。また，目の前の患者が今まさに痙攣していたとしても，それが外表からは判断が困難なこともあるのです。
- 非痙攣性てんかん重積状態（nonconvulsive status epilepticus；NCSE）といって，見た目の痙攣を伴わないため，疑わなければ診断できない病態があります。NCSEは原因不明の意識障害患者の中に一定数含まれると言われており，原因が同定できない意識障害患者では念頭に置き，対応する必要があるのです。
- 「10の鉄則（☞2章1）」に則って鑑別を進め，最終的に原因が同定できない場合には痙攣後の意識障害である場合やNCSEなどが関与していることを考慮するのがお勧めです。

6 それぞれの医療機関における対応

- いかなる状況でも痙攣を認めた患者を診たら，ABCを速やかに安定させる必要があります。意識状態，呼吸様式を瞬時に判断しつつ，血圧はどの程度かを橈骨動脈などを触知し確認します。使用すべき鎮痙薬は，まずはジアゼパムであるため，静脈路を速やかに確保しましょう。
- 既往や内服薬は重要です。てんかんの既往や，抗てんかん薬を内服している患者の痙攣は，てんかんの可能性が高くなります。カルテや家族，お薬手帳，そしてかかりつけ医

から情報を集めましょう。

A総合病院での対応

- A総合病院への来院パターンの多くは救急搬送でしょう。救急隊の現場からの主訴の多くは痙攣ですが，意識障害，麻痺や構音障害などの脳卒中様症状のこともあります。前述した通り，痙攣が起こった後は，あたかも脳卒中のような症状（☞2章3：stroke mimics）を認めることを忘れてはなりません。

- 患者が来院したら，速やかに静脈路を確保します。痙攣が継続している場合にはバイタルサインを確認後，VFなど脳血流が低下したことが原因でなければ，ジアゼパムを使用し鎮痙します。

- その後，痙攣が止まればモニタリングをしつつ原因検索に努めます。頻度として高いのはやはり頭蓋内疾患であるため，血液ガスや採血を提出後，付き添いのもと，頭部CTを施行し新規または陳旧性の頭蓋内病変の有無を確認します。

- 救急外来の段階で頭部MRIや脳波を行うかは，緊急性や施設の資源次第な部分もありますが，少なくともその場でやらなければならない，治療介入を急がなければならないものは迅速に鑑別します。具体的には，**表1**の①～⑦に関してはおおむね初療の段階で判明するため精査し，入院か退院かは原因の判明状況（不明であれば原則入院），痙攣のコントロールの具合，意識状態，付き添いの有無などを総合的に判断し，決定します。

- ちなみに薬剤を使用する場合は，必ずアレルギーの聴取とともに，起こりうる合併症を意識して対応しましょう。急速飽和可能なアレビアチン®（フェニトイン），ホストイン®（ホスフェニトイン）は洞性徐脈，高度の刺激伝導障害のある患者では心停止を起こすことがあり禁忌とされています。以前の心電図が存在する場合には確認し，なければジアゼパムで鎮痙後，フェニトイン投与前に必ず心電図を施行しましょう。

Bクリニックでの対応

- 痙攣を認めた場合に，Bクリニックでできることは限られます。まずはバイタルサインを確認し，脳血流低下に伴う痙攣ではないことを確認しましょう。

- 止めるべき痙攣を認めている場合でも，ジアゼパムやミダゾラムがない状況も十分に考えられます。その場合にはA総合病院への転院が必要と判断し，この場では少なくとも痙攣に伴う状態の悪化を極力防ぐ努力をしましょう。用手的な気道確保，酸素投与，静脈路確保，モニターの装着を行いつつ，転院マネージメントが必要です。

さいごに…これだけは押さえておきたい！

- 痙攣の対応は1人では困難です。今まで述べてきた通り，静脈路の確保だけでなく，気道確保，薬剤の準備など人手が必要です。可能な限り患者が来院する前に準備をして，役割分担を行い対応しましょう。

文 献

1) Sheldon R, et al：J Am Coll Cardiol. 2002；40(1)：142-8.
2) 兼本浩祐，他：てんかん研. 2009；26(3)：478-82.
3) Leppik IE, et al：JAMA. 1983；249(11)：1452-4.
4) 日本小児神経学会，監：小児けいれん重積治療ガイドライン2017. 診断と治療社, 2017.
5) 日本神経学会，監：てんかん診療ガイドライン2018. 医学書院, 2018.

 意識障害×痙攣のチェックパネル

痙攣初期対応
- まず心停止を除外！
- 次にABCの安定化
- ➡ バイタル確認

痙攣か失神か
Historical Criteria
(☞p78, 表2) で鑑別

心因性発作が疑われる所見
①首の左右横振り
②発作中の閉眼
③発作中に泣き出す
④発作前に擬似睡眠

第1段階
- ジアゼパム
- ➡ 呼吸抑制に注意
- ➡ 小児/高齢者の投与量に注意！

抗痙攣薬
投与の適応
- 血圧が保たれている（心停止を否定する！）

痙攣重積
①5分以上持続
②鎮痙後，意識回復前に再度痙攣

第2段階
- フェニトイン
- ホスフェニトイン
- フェノバルビタール
- レベチラセタム

第3段階
- ミダゾラム
- プロポフォールなど

確実な気道確保を！

非痙攣性てんかん重積状態
- 見た目には痙攣なし
- 疑わなければ診断困難
- 原因不明の意識障害の鑑別疾患のひとつ

2章 意識障害

10 意識障害×電解質・内分泌異常

> **致死的疾患を見逃さない & マネージメントのための4つのルール**
> - 絶対に外せない高カリウム血症の対応はしっかり覚えよう！
> - 頻度の高い低ナトリウム血症を理解して治療しよう！
> - 意外と多い高カルシウム血症を抑えよう！
> - 原因不明の意識障害を見たら…高マグネシウム血症も鑑別に！

1 原因としての電解質異常を考えるにあたって

- 電解質異常による意識障害の鑑別疾患をきちんと挙げて，確実に対応できるかと聞かれると，自信がない方もいるかもしれません．ここでは意識障害の原因となりうる電解質異常の中で，致死的な高カリウム血症や，頻度の高い低ナトリウム血症，高カルシウム血症，高マグネシウム血症を中心に扱います．

2 絶対に外せない！ 高カリウム血症の対応

- 高カリウム血症が致死的であるというのはよく知られていることですが，どのような対応が適切かについては，ある程度標準的なところを押さえておく必要があります．意識障害のある高カリウム血症は，既にアブナイ状態です．ここでは，高カリウム血症をいかに見抜き，どう対応するかを集中的に述べたいと思います．
- まず目の前の人が高カリウム血症の可能性が高いか低いか，リスク評価をする必要があります．以下に挙げる人は，高カリウム血症のリスクが高いと考えられます．

高カリウム血症のリスクが高い人
- 体調不良や不穏，歩行がしっかりできず，脱力があるといった症状を呈する透析患者
- 高度脱水で腎前性腎不全となり，腎機能障害から高カリウム血症となっている人．つまり，脱水が予測される人
- カリウムが上昇しうる薬剤を内服中の人（**表1**）[1]
- 腫瘍崩壊，圧挫損傷などの外傷，横紋筋融解を疑う人
- 消化管出血のある人

表1 高カリウム血症の原因となりうる薬剤

カリウム排泄阻害	カリウム保持性利尿薬
	ST合剤
	ペンタミジン
	メシル酸ナファモスタット
	リチウム
アルドステロン阻害	ARB
	抗アルドステロン薬（スピロノラクトン）
	ACE阻害薬
	βブロッカー
	NSAIDs
	ヘパリン
	カルシニューリン阻害薬（シクロスポリン，タクロリムス）
	ジゴキシン
カリウム分布異常	グルカゴン
	マンニトール
	サクシニルコリン
	塩化アンモニウム
カリウム負荷	カリウム製剤
	輸血
	ペニシリンGカリウムなどカリウム含有の抗菌薬
	クエン酸カリウム

（文献1より改変）

- 脱水をきたす人の中には，肺炎や尿路感染症などで食思不振となって，intake不足で脱水となっている人もいれば，利尿薬の効きすぎや頻回の下痢などのout-balanceで脱水となっている人もいます．
- 感染症で呼吸回数が増加すると，不感蒸泄の増加や代謝の亢進で水分が失われてout-balance作用も働きます．
- 消化管出血があると，出血が腸管から吸収される際に血球細胞内のカリウムが吸収されることによって，カリウム値が上昇します．
- 高カリウム血症のリスクが高いと判断できたら，次に何をみればよいでしょう．方法としては，以下の順になるでしょうか．現場の感覚としては，①〜③をほぼ同時に考えながら動いていくことになるかもしれません．

> **高カリウム血症のハイリスク患者の確認事項**
> ① ふらつきや脱力，意識障害などの症状があるかどうか
> ② 心電図変化があるかどうか
> ③ 血液ガス検査でカリウム値が高いかどうか

- 高カリウム血症のリスクがある患者では，次の心電図所見を見に行きましょう（図1，2）。

- 徐脈（HR＜50回/分）
- junctional rhythm（P波の消失）
- wide QRS

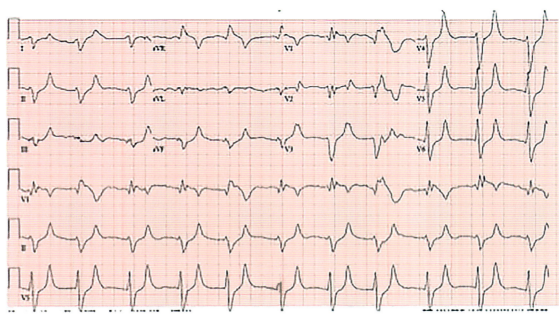

図1　高カリウム血症の心電図所見：P波の消失

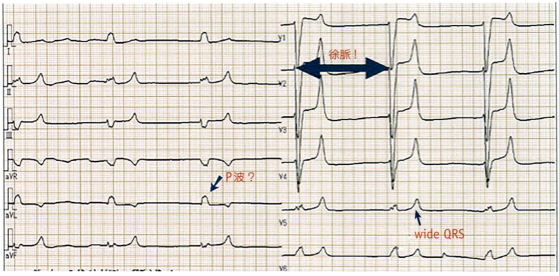

図2　高カリウム血症の心電図所見：徐脈とwide QRS

- 実は，前述の順序で短期的有害事象のリスクが高いと報告されています[2]（**表2**）。有名なテントT波は，実は有害事象ということにおいてはRR*＝0.77のため，リスクが低いのが興味深いところです。ただし，テントT波はT波の増高のために，QRSとT波がそれぞれカウント（ダブルカウント）されて，徐脈に気づかないことがあるため要注意です（**図3**）。

  ＊RR（risk ratio）＝0～1であればリスクが低く，1より大きければリスクが高い。

表2 高カリウム血症の短期的有害事象のRR（risk ratio）

短期的有害事象	RR
徐脈（HR＜50）	12.79
junctional rhythm（P波の消失）	7.46
wide QRS	4.74
テントT波	0.77

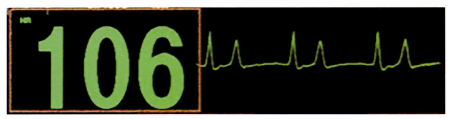

図3 QRSとT波のダブルカウント
モニター心電図がダブルカウント→実は徐脈！

- カリウムの値と心電図波形の変化には関係があるという報告がその昔にありましたが（**図4**）[3]，今はカリウムの値と波形は一致しないことが明らかになっています[2]。そのため，カリウムの値で対応を決めるのではなく，心電図を見て対応を決める必要があります。

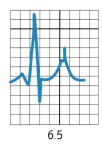 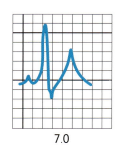 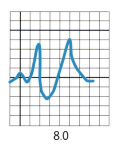 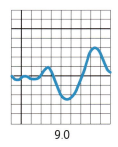

6.5　　　　　7.0　　　　　8.0　　　　　9.0

図4 血清カリウム値と心電図波形
両者は相関しないことが明らかになっているため，心電図変化を見て高カリウム血症の対応を行う

（文献3より改変）

- カリウムの値が6.5mmol/Lを超えていたら，高カリウム緊急症として即効性のある治療を行います。また，血清カリウムが5.5mmol/Lを超えている場合は，重大な腎機能

障害や進行中の組織障害（横紋筋融解症，圧挫損傷，腫瘍崩壊），進行中の消化管出血がないかを併せて確認し，高カリウム緊急症かどうかを判断します（図5）。

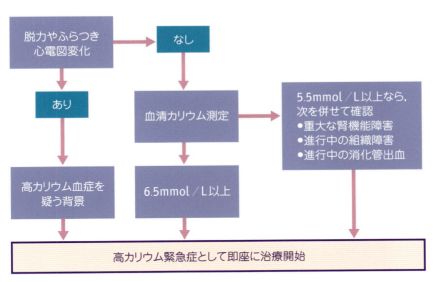

図5 高カリウム緊急症の判断

■ 高カリウム血症の治療は即効性のあるものから使用していきます（表3）。

表3 高カリウム血症の治療と即効性・簡便性を考慮した順序

① 膜電位の安定化
・グルコン酸カルシウム（カルチコール®）
② カリウムの細胞内取り込み促進
・GI（グルコース・インスリン）療法 ・β_2アゴニスト吸入（メプチン®） ・炭酸水素ナトリウム（メイロン®）
③ カリウムの排泄
・ループ利尿薬，サイアザイド系利尿薬 ・陽イオン交換樹脂 ・血液透析

■ 最も即効性の高い治療法であるグルコン酸カルシウムはカルチコール® 2Aをゆっくり静注します。若干血圧が低下することがあるため，バイタルサインをモニタリングしながら行います。投与して反応があると心電図波形が洞調律になるなど変化がすぐに現れるため，心電図モニタリング画面をよく見ておきます。投与して30分ほどで効果が切れてしまうため，その間に他の治療を開始します。波形変化がなければ，5分後に1A再投与します。最大で1mL/kgまで投与できます。

> **カルチコール®はルーティンではない！**
> 強心配糖体であるジゴキシンを内服している患者では，その作用を増強し，徐脈，房室ブロックなどの中毒症状を誘発する恐れがあるため禁忌です。

- その次に選択されるのはGI（グルコース・インスリン）療法でしょう。投与後10〜20分で効果発現し，数時間は効果を発揮します。いろいろなやり方がありますが，グルコースとインスリンを5：1程度で投与します。たとえば，10％ブドウ糖液（500mL）にレギュラーインスリン10単位を混注したものを静注する方法や，50％ブドウ糖（20mL）3V静注してレギュラーインスリン6単位を混注などの方法があります。
- $β_2$アゴニスト（メプチン®など）を吸入させる方法もありますが，吸入ができるような意識レベルであれば使用してもよいと思います。腎不全患者では狭心症を誘発する恐れがあるため，慎重に選択します。
- 炭酸水素ナトリウム（メイロン®）の投与はアシドーシス（pH＜7.2）がある場合に限ります。血液のpHが0.1下がるとカリウムの値は0.3〜0.5上昇すると言われていますから，アシドーシスを是正すると血清カリウムが細胞内に押し込まれ，カリウム値を下げることができます[4]。
- これらの方法は，基本的には一時しのぎの対症療法です。細胞内に押し込まれたカリウムは，やがて濃度勾配に応じて血液内に戻ってきてしまいます。そのため，最終的にはカリウムを体外に出す治療を選択しなければなりません。
- カリウムを体外に出す治療法は以下の3つです。

> **カリウムを体外に出す治療法**
> - 利尿薬
> - 陽イオン交換樹脂
> - 血液透析

- 即効性が高いのは血液透析ですので，意識障害の原因が高カリウム血症であれば，緊急透析を積極的に考慮しましょう。

3　頻度は高いが，突き詰めると鑑別が難しい低ナトリウム血症

- 低ナトリウム血症による意識障害は，高齢者や精神疾患患者でしばしば経験しますが，水分量との関係性から体の中で何が起きているかを理解しておくと，治療がスッキリ理解できます（**図6**）。

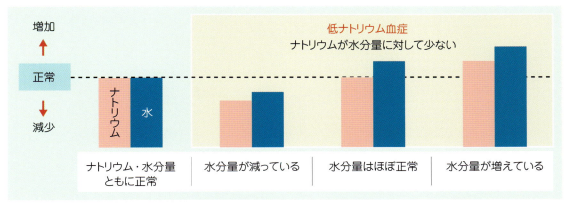

図6 低ナトリウム血症の3パターン

- 低ナトリウム血症の症状は端的に言えば，脳浮腫の症状です。浸透圧が低く脳が浮腫んでしまい，頭痛，嘔吐，不穏，食欲不振，筋肉痛，倦怠感，せん妄などを起こします。
- しかし，慢性的にナトリウム値が低い人と急性に低下した人では，別ものと考えるのが一般的です。慢性的に低い人は，ナトリウム値が115mmol/Lでもあまり症状をきたさないことがありますが，急性に変化した場合は，120mmol/L近くになるだけで症状をきたしていることがよくあります。

原因①：水分過多

- 多くの低ナトリウム血症の原因は，水分過多です。そのためか低ナトリウム血症は夏に多いとされています[5]。統合失調症患者が水を大量に飲むと，数日以内に低ナトリウム血症による意識障害となって，目の前に現れてきます[5]。水分が大量に血管内に入ることでナトリウムが希釈されるため，相対的にナトリウムの値が低くなります。体からナトリウムがたくさん出ているわけでもなく，ナトリウムの摂取量が減っているわけでもありません。ただ水が増えているのが，水中毒による低ナトリウム血症です。
- 水が増えているのですから，この場合の治療は水分制限です。希釈尿が多量に出てくるのを経験することでしょう。ナトリウムだけを補充しても，尿が水として体から出ていくためナトリウム過剰になってしまいます。ナトリウムの多い点滴を入れても，実際は血液中のナトリウム量は足りていますので追加する意味はありませんし，水が追加されてしまうため低ナトリウム血症が増悪することもあります。
- 心因性多飲による水中毒か，バソプレシン分泌過剰症（SIADH）（**表4**）を疑うことになります。血圧，BUNは正常で浮腫もありません。

表4 SIADHの診断基準(除外診断)

1.	**脱水を認めない** (血漿レニン活性:5ng/mL/時以下,血清尿酸値:5mg/dL以下)
2.	低ナトリウム血症:血清ナトリウム<135mEq/L
3.	低浸透圧血症:**血漿浸透圧<270mOsm/kg**
4.	低張尿を認めない
5.	**ナトリウム利尿の持続:尿中ナトリウム濃度20mEq/L以上**
6.	腎機能正常:血清クレアチニン 1.2mg/dL以下
7.	副腎皮質機能正常:血清コルチゾール 6μg/dL以上
8.	血漿AVP濃度上昇:ただし血清ナトリウムとの相関で評価することが必要
9.	**水分制限**により低ナトリウム血症が改善

(厚生省特定疾患間脳下垂体機能障害調査研究班平成10年度総括研究事業報告書より改変)

原因②:ナトリウム不足

- 次に考えるのは,入ってくるナトリウムが少ない場合の低ナトリウム血症です。ナトリウムは食事で体内に入ってきますので,この場合は食事摂取量が極端に落ちています。すなわち,体内の水分量も減っているのに,高ナトリウム血症になることもできないほどナトリウム摂取が少ないということです。この場合は水分とナトリウムの両方を生理食塩水などで追加しなければなりません。

- 病歴としては,感染症などで1週間ほど食事が摂れていない,下痢や嘔吐が頻回にある,サイアザイド系利尿薬の使用[5],副腎不全,アルコール依存症などの話が出てきます。この場合は体重が減少しています。

原因③:水・ナトリウム両方の増加

- 3つ目は体内の水も増えているが,ナトリウムも増えている場合です。この場合は体重増加があり,腹水や浮腫が著明な心不全やネフローゼ症候群,肝硬変です。原疾患の治療および水分制限が主な治療です[6]。

- 血清ナトリウムの値が115mEq/L以下や,意識障害などの症状があるようなら高張食塩水を投与します[7]。

高張食塩水の作り方
①生理食塩水500mLのうち100mLを廃棄
②残りの400mLの生理食塩水に10%NaCl 20mLを5本混注
③1mL/kg/時で投与すると,およそ1mEq/時でナトリウムが上昇する

- ナトリウムを補正するときは浸透圧性髄鞘崩壊症を防ぐため,10mEq/日を超えないように補正します[6]。

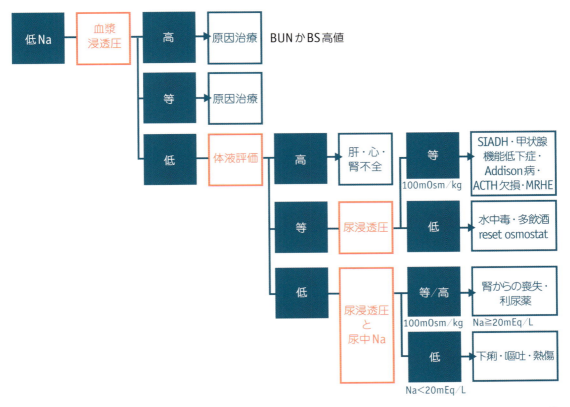

図7 低ナトリウム血症の3 Step diagnosis

（文献8をもとに作成）

- 低ナトリウム血症の詳しい鑑別は血漿浸透圧，尿浸透圧，尿中ナトリウムを用いて3段階で行います（**図7**）[8]。
- SIADHに類似した疾患群は鑑別が難しく，甲状腺機能異常，高齢者に多い鉱質コルチコイド反応性低ナトリウム血症（mineralcorticoid-responsive hyponatremia of the elderly；MRHE）（**表5**），reset osmostat（妊娠，四肢麻痺，hypovolemic state，精神病，全身衰弱などでみられる）などもあるため，必要に応じて内分泌内科にコンサルトします。

表5 鉱質コルチコイド反応性低ナトリウム血症（MRHE）

高齢者の低ナトリウム血症の約1/4
・腎からのナトリウム保持能低下
・アルドステロン反応の減弱（VP↑↑）
・ナトリウム摂取の低下（体液量↓）がベースにある
軽度の脱水に対してVP過剰産生
・尿中ナトリウム排泄↑
・VP上昇
・低レニン血症

治療はフロリネフ®（フルドロコルチゾン）
SIADHとは脱水の有無に違いあり。水分制限は禁忌

4　お薬チェックで疑う高カルシウム血症

- 一般的に意識障害の原因が高カルシウム血症である場合は，緊急治療の適応となります。また，14mg/dL以上の場合にも緊急治療の適応となります。このことを知っているかどうかが，まず大切です。というのも，重篤な高カルシウム血症は，QT短縮から心室頻拍（VT）や心室細動（VF）など致死的不整脈が発生しやすく，油断ができないからです[9]。
- 高カルシウム血症の治療の基本は補液です。1日に生理食塩水を3～4L入れるか，まず1～2Lの生理食塩水をボーラスで入れて200～250mL/時で持続投与します[10]。
- 血清カルシウム値が非常に高値（Ca＞16mg/dL）で，意識障害や嘔気・嘔吐，便秘などの症状がある場合，腎不全で十分な尿量を確保できない場合，心不全で多量の生理食塩水負荷ができない場合には血液透析を検討します[10]。
- ところで，血中カルシウム濃度は複数の単位がよく使われます。血液ガス検査でカルシウムの値をみるときはmmol/Lが多いでしょうか。日常的によく使われるのはmg/dLかと思いますが，mmol/Lを約4倍するとmg/dLに換算できます。また，カルシウムは2価の陽イオンですので，1mmol/Lは2mEq/Lになります。本項ではmg/dLで解説をします。
- さらに，カルシウムは蛋白と結合するためアルブミンの値によって補正を行い，補正値で考えます。

> カルシウム（Ca）1mmol/L＝2mEq/L≒4mg/dL
> 補正Ca値（mg/dL）＝実測Ca値（mg/dL）＋｛4－血清アルブミン値（g/dL）｝

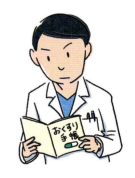

- 高カルシウム血症の原因の90％は副甲状腺機能亢進症と悪性腫瘍（特に多発性骨髄腫）が占めています[11]。他にビタミンD製剤関連（骨粗鬆症で長期内服している）や副腎不全，甲状腺中毒症，薬剤関連（サイアザイド系利尿薬，リチウム，ミルク・アルカリ症候群，ビタミンAなど），急性腎不全や腎移植後といった原因があるため，高齢女性で骨粗鬆症の既往があると予測される人は，ビタミンD製剤（アルファカルシドールやカルシトリオール）を飲んでいないか，サッとお薬手帳で確認しておくのがコツです。
- 高齢者でビタミンD製剤を投与されている人は多くいます。そう考えるとこの超高齢社会において意外と多いのが高カルシウム血症と思っておくのが，これからの時代の意識障害診療にはよさそうです。

5　原因不明の意識障害？　ちょっと待て！　マグネシウムを忘れるな！

- 様々な検査を行っても原因がわからない意識障害を診ることがあるかもしれません。種々行う検査が一般的な検査であると，そこから漏れてしまう電解質異常があります。そのひとつが高マグネシウム血症です。
- 鑑別疾患から漏れてしまいやすい原因として，高マグネシウム血症は"安全であるはずのマグネシウム製剤を内服している腎機能の悪い人に起こる"と思い込んでいる人が多いためだと筆者は考えています。実際，腎機能が悪くない人で高マグネシウム血症と診断されたのは約30％という報告もあります[12]。
- マグネシウム製剤は1日当たり5,000mgを超えて投与されると高マグネシウム血症を起こすとされていますが，一般的な下剤としての使用量（2,000mg／日まで）は体内に吸収されにくいことから安全域として認識されています[13]。
- 高マグネシウム血症の原因は他にも多数あり，下剤がいつも関係あるとは限りません（**表6**）。

表6　高マグネシウム血症の原因

腎不全	急性腎不全
	慢性腎不全
マグネシウム過剰	マグネシウム含有緩下剤・制酸剤・浣腸
	子癇発作の治療
	糖尿病ケトアシドーシス（DKA）
	腫瘍崩壊症候群
	横紋筋融解症
再吸収増加	副甲状腺機能亢進症
	家族性低カルシウム尿性高カルシウム血症
	甲状腺機能低下症
	ミネラルコルチコイド欠乏，副腎不全

- 高マグネシウム血症は他の電解質同様に多様な症状を呈します（**表7**）。ホットハンドという手掌部の発赤は特徴的ですが，多くの場合は何が起きているかわからず，意識障害の原因として他の疾患が鑑別に挙がっていると，気づくことができないかもしれません。

表7　血中マグネシウム濃度と症状

マグネシウム濃度	臨床症状
4.8～7.2mg/dL	悪心，嘔吐，皮膚紅潮，頭痛，嗜眠，反射低下
7.2～12mg/dL	眠気，低カルシウム血症，低血圧，徐脈，深部腱反射消失，QT延長，心室内伝導遅延
12mg/dL＜	麻痺，昏睡，徐呼吸，房室ブロック，心停止

- 高マグネシウム血症の治療の第一選択はグルコン酸カルシウムの投与になります（**表8**）。心停止の原因ともなりうる高マグネシウム血症の治療では，まず第一に選択すべき薬剤です。軽症の高マグネシウム血症では，利尿薬によって腎排泄を促す方法もあります。呼吸筋麻痺によって呼吸状態が悪い場合には，呼吸状態に応じた呼吸補助が必要となります。また，平滑筋の弛緩により末梢血管拡張をきたしショックとなりえますから，十分な補液が必要となります。場合によってはカテコラミンも必要になるでしょう。

表8 高マグネシウム血症の治療

・グルコン酸カルシウム　8.5%　5〜10mL
・利尿薬（軽症の場合）
・呼吸補助療法
・補液
・透析

- <u>支持療法を行いつつ，透析を行える状態にマネージメントすることが大切です。</u>透析液には低マグネシウム血症を防ぐ目的でマグネシウムが含有されていますので，透析液のマグネシウム濃度を0にして透析を行います。
- 透析患者でも，日常でサプリメントなどを使用していて高マグネシウム血症となった報告があり，透析患者だから高マグネシウム血症ではないと除外するのには注意が必要です[14]。

6　内分泌疾患による意識障害はいつ疑うべきか？

- 甲状腺や副腎のホルモン異常によって意識障害を認めることもあります。"AIUEO-TIPS"のEndocrine（内分泌）ですね。しかし，ホルモンを意識障害患者にルーティンで提出するのはお勧めできません。提出できない，または迅速に結果がわかる施設は限られます。初療時は「10の鉄則（☞2章1）」に則りつつ，内分泌疾患"らしさ"を認める場合には精査すればよいでしょう。それでは，"らしさ"とは何でしょうか。私は違和感を大切にしています。

副腎不全

- コルチゾールの絶対的な不足，感染などによって急性にコルチゾールが不足する病態の大きく2つにわかれます。後者は相対的な副腎不全と呼ばれていましたが，近年はcritical illness-related corticosteroid insufficiency（CIRCI）と呼ばれています。
- 「この症状を認めたら」「この異常値があれば」といった特異的な所見は乏しく，絶対的な診断基準も診断方法も存在しません。そのため，初療時には前述した違和感を有耶無

耶にせず見逃さないように意識しています。
- 副腎不全を示唆する違和感とは，意識障害を認める患者が「糖尿病治療中でもないのに低血糖を認める」「敗血症/敗血症性ショックと考え対応しているのになかなか血行動態が安定しない，そもそもフォーカスがはっきりしない」などです。
- 敗血症性ショックを例に挙げれば，初期輸液と循環作動薬に反応しない場合に，CIRCIを考慮し低用量ステロイド（ヒドロコルチゾン200mg/日）の投与を行います。

甲状腺クリーゼ[15]

- 多くはバセドウ病などの甲状腺中毒症を基礎疾患に持つ患者が，感染症や手術，外傷を誘因に発症します。バイタルサインでは，意識障害に加え発熱や頻脈を認めることが多く，「感染症?」「敗血症?」と疑いたくなります。
- 甲状腺クリーゼっぽさを示唆する違和感は，意識障害の患者が「多汗を認める」「消化器症状（黄疸含む），心不全症状を認める」などです。このような所見を認める場合には「甲状腺に原因があるのでは?」と考え身体所見や病歴を確認しましょう。甲状腺腫大や体重減少を認めれば可能性は高まります。
- 甲状腺ホルモンが迅速に測定可能な施設では，遊離T3, T4の少なくとも一方が高値であることが確認できれば診断にぐっと近づきます（**表9**）。
- 甲状腺クリーゼは，早期診断・早期治療介入が重要であり，違和感から立ち止まり精査することができれば予後の改善へ繋がります。
- そのほか粘液水腫性昏睡でも，意識障害に加え循環不全や低換気，低体温，代謝異常（低ナトリウム血症）を認めますが，これも副腎不全や甲状腺クリーゼで挙げた違和感や顔面・四肢に浮腫を認めることから疑い，甲状腺ホルモンを提出し介入します。
- 甲状腺クリーゼに副腎不全を合併することもあり，常用薬や基礎疾患の影響から検査結果の解釈は困難な場合も多く，初療時に病態を完全に解明することは困難です。そのため，やることはきちんとやりながら（「10の鉄則」：☞2章1），プロブレムリストに挙げた症状・症候が一元的に説明できない場合には内分泌疾患による意識障害を考えるとよいでしょう。すべて説明がついてしまうかもしれません。

表9　甲状腺クリーゼの診断基準

定義
甲状腺クリーゼ（Thyrotoxic storm or crisis）とは，甲状腺中毒症の原因となる未治療ないしコントロール不良の甲状腺基礎疾患が存在し，これに何らかの強いストレスが加わったときに，甲状腺ホルモン作用過剰に対する生体の代償機構の破綻により複数臓器が機能不全に陥った結果，生命の危機に直面した緊急治療を要する病態をいう

必須項目
甲状腺中毒症の存在（遊離T3および遊離T4の少なくともいずれか一方が高値）

症状（注1）
1. 中枢神経症状（注2）
2. 発熱（38度以上）
3. 頻脈（130回/分以上）（注3）
4. 心不全症状（注4）
5. 消化器症状（注5）

確実例
必須項目および以下を満たす（注6）
a. 中枢神経症状＋他の症状項目1つ以上，または，
b. 中枢神経症状以外の症状項目3つ以上

疑い例
a. 必須項目＋中枢神経症状以外の症状項目2つ，または，
b. 必須項目を確認できないが，甲状腺疾患の既往・眼球突出・甲状腺腫の存在があって，確実例条件のaまたはbを満たす場合（注6）

(注1) 明らかに他の原因疾患があって発熱（肺炎，悪性高熱症など），意識障害（精神疾患や脳血管障害など），心不全（急性心筋梗塞など）や肝障害（ウイルス性肝炎や急性肝不全など）を呈する場合は除く．しかし，このような疾患の中にはクリーゼの誘因となるため，クリーゼによる症状か単なる併発症か鑑別が困難な場合は誘因により発症したクリーゼの症状とする
　このようにクリーゼでは誘因を伴うことが多い．甲状腺疾患に直接関連した誘因として，抗甲状腺剤の服用不規則や中断，甲状腺手術，甲状腺アイソトープ治療，過度の甲状腺触診や細胞診，甲状腺ホルモン剤の大量服用などがある．また，甲状腺に直接関連しない誘因として，感染症，甲状腺以外の臓器手術，外傷，妊娠・分娩，副腎皮質機能不全，糖尿病ケトアシドーシス，ヨード造影剤投与，脳血管障害，肺血栓塞栓症，虚血性心疾患，抜歯，強い情動ストレスや激しい運動などがある
(注2) 不穏，せん妄，精神異常，傾眠，けいれん，昏睡．Japan Coma Scale（JCS）1以上またはGlasgow Coma Scale（GCS）14以下
(注3) 心房細動などの不整脈では心拍数で評価する
(注4) 肺水腫，肺野の50%以上の湿性ラ音，心原性ショックなど重度な症状．New York Heart Association（NYHA）分類4度またはKillip分類Ⅲ度以上
(注5) 嘔気・嘔吐，下痢，黄疸（血中総ビリルビン＞3mg/dL）
(注6) 高齢者は，高熱，多動などの典型的クリーゼ症状を呈さない場合があり（apathetic thyroid storm），診断の際注意する

[日本甲状腺学会：甲状腺クリーゼの診断基準（第2版）（http://www.japanthyroid.jp/doctor/img/crisis2.pdf）より転載]

7　それぞれの医療機関における対応

A総合病院での対応

- 意識障害患者では，血液ガス分析を行いましょう．血液ガス分析装置によってはNa，K，Cl，Caの値を即座に得ることができるはずです．
- 高カリウム血症を疑うときは心電図所見で判断して，治療を早期に開始することになります．
- 低ナトリウム血症は3タイプのうち，どのタイプかを考えることになります．水分量の評価を病歴，身体所見，BUN／Cre比，腎機能，下大静脈（IVC）測定などから行い，タイプに応じた治療へ移行させます．
- 原因不明の意識障害をみたら，高カルシウム血症，高マグネシウム血症，内分泌疾患を思い出して，検査の値を評価しましょう．

Bクリニックでの対応

- すぐに電解質の値が得られない場合は，患者背景から高カリウム血症を念頭に置いて心電図検査を行いたいものです．
- 高カリウム血症とわかれば，初期治療のグルコン酸カルシウム投与をすぐに行い，他の治療の準備をしながら，透析の可能な施設へ転送を検討しましょう．
- 比較的頻度の高い低ナトリウム血症は，原因検索を行いつつ，入院が必要か判断し治療を行います．低ナトリウム血症では透析などの特殊な治療はありませんので，内科病棟があれば治療することが可能です．
- 高カルシウム血症，高マグネシウム血症の潜在的な患者数は多い可能性があります．内服のチェックを行い，治療ができる施設への転送を検討しましょう．

さいごに…これだけは押さえておきたい！

- 致死性の高いもの，頻度の高いもの，頻度は低くとも鑑別に入れておきたいものを押さえましょう．
- 症状が多彩であることが多く，診断に迷うものですが，病歴や症状と検査の値が一致するか，検査結果がすぐに出るか（特にカリウム，マグネシウム）を勘案して対応を変化させましょう．

文献
1) Ben Salem C, et al：Drug Saf. 2014；37(9)：677-92.
2) Durfey N, et al：West J Emerg Med. 2017；18(5)：963-71.
3) Wrenn KD, et al：Ann Emerg Med. 1991；20(11)：1229-32.
4) Kim HJ：Nephron. 1996；72(3)：476-82.
5) Huwyler T, et al：Swiss Med Wkly. 2016；146：w14385.

6) Overgaard-Steensen C, et al:Crit Care. 2013;17(1):206.
7) Sterns RH, et al:N Engl J Med. 1986;314(24):1535-42.
8) Harring TR, et al:Emerg Med Clin North Am. 2014;32(2):379-401.
9) Rudic B, et al:Arrhythm Electrophysiol Rev. 2014;3(2):76-9.
10) Schwarz P, et al:Eur J Endocrinol. 2014;171(6):727-35.
11) Minisola S, et al:BMJ. 2015;350:h2723.
12) 厚生労働省医薬・生活衛生局:酸化マグネシウムによる高マグネシウム血症について．医薬品・医療機器等安全性情報 No.328.(2018年12月閲覧)
13) Kutsal E, et al:Pediatr Emerg Care. 2007;23(8):570-2.
14) Wyskida K, et al:J Ren Nutr. 2012;22(1):19-26.
15) 日本甲状腺学会・日本内分泌学会：甲状腺クリーゼ診療ガイドライン2017．南江堂, 2017.

 意識障害×電解質異常のチェックパネル

高カリウム血症
〈リスク評価〉
- 症状のある透析患者
- 高度脱水が予測される人
- リスクのある薬剤内服
- 腫瘍崩壊，圧挫損傷
- 消化管出血

低ナトリウム血症
ナトリウムと水分量の関係性で考える
〈原因〉
① 水分過多
② ナトリウム不足
③ 水・ナトリウム両方の増加

高カルシウム血症
緊急治療の適応！
- 意識障害
- 14mg/dL以上
➡ QT短縮から心室細動，心室頻拍発生

副甲状腺，悪性腫瘍，ビタミンD製剤内服チェック

心電図の有意な所見
- 徐脈 (HR<50)
➡ ダブルカウントに注意
- P波の消失
- wide QRS

症状
脳浮腫で考える
➡ 頭痛，嘔吐，不穏，食欲不振，筋肉痛，倦怠感，せん妄

慢性経過と急性経過はわけて考えるべし！

治療
〈補液〉
- 生理食塩水3〜4L/日

〈血液透析は以下の場合に検討〉
- Ca>16mg/dL
- 意識障害や消化器症状
- 腎不全や心不全

治療
① 膜電位の安定化
➡ グルコン酸カルシウム
② カリウムの細胞内取り込み促進
➡ GI療法，β_2アゴニスト吸入
③ カリウムの排泄
➡ 利尿薬，陽イオン交換樹脂，血液透析

① 水分過多の治療
➡ 水分制限
② ナトリウム不足の治療
➡ 水分とナトリウム補充
③ 両方の増加の治療
➡ 心不全など原疾患治療
Na≦115mEq/Lなら高張食塩水投与！
(補正は10mEq/日以内で)

高マグネシウム血症
原因不明の意識障害の中に！
以下の人でもきたしうる！
- 腎機能が悪くなくても
- 常用量投与であっても
- 透析患者でも

治療はグルコン酸カルシウムが第一選択！

Column：ショック＋徐脈を診たら？

- バイタルサインから重篤な患者を見抜けるようになりましょう。
- 意識障害を認める患者においては，血圧や瞳孔に注目することがポイントでした。特に血圧は重要であり，収縮期血圧が高ければ頭蓋内疾患の可能性が高くなりますが，普段通りの場合や低い場合には，その原因は頭蓋内疾患ではなく，低血糖や大動脈解離，痙攣などのstroke mimics，または敗血症などの可能性があるのでしたね（☞2章3）。
- ここではもう1つ頭に入れておきましょう。通常，ショックを認める患者，言い換えれば血圧が低めの患者においては，それを代償しようと心拍数は上昇するはずです。頻脈を認めていれば，ごく一般的なショックの鑑別を行えばよいのですが，徐脈の場合には鑑別が絞られ，その中に重篤な疾患が含まれるのです（表）[a]。

表　ショック＋徐脈の鑑別疾患

①	高カリウム血症	⑤	低体温
②	徐脈性不整脈	⑥	血管迷走神経反射
③	下壁梗塞（右室梗塞）	⑦	神経原性ショック
④	薬剤（β遮断薬など）	⑧	副腎不全，粘液水腫クリーゼ

（文献aより改変）

- 「ショック＋徐脈」の代表が，以下の3つです。
  ① 高カリウム血症
  ② 徐脈性不整脈
  ③ 下壁梗塞（右室梗塞）
- 頻度としては，β遮断薬などによる薬剤性や血管迷走神経反射が多いですが，①～③は緊急性の面からも，まず考えて対応する必要があります。これらを疑ったらまず行うべきは心電図ですよね。
- バイタルサインが通常の変化でない場合には，その異変を瞬時に察知し対応できるようになると，初療が円滑に進むでしょう。

文 献
a) 坂本 壮：救急外来 ただいま診断中！．中外医学社，2015．

第3章

意識消失

1. 意識消失のアプローチ
2. 心原性（心血管性）失神
3. 消化管出血
4. 反射性失神

3章 意識消失

1 意識消失のアプローチ

> **意識消失のアプローチの3つのPoint**
> - 定義は正確に！ 失神，痙攣，てんかん，一過性脳虚血発作は似て非なるもの．
> - 意識消失患者に対するアプローチ方法を確立しよう！
> - 病歴が最重要！ 検査陰性を理由に安心するな！

1 意識消失患者に対応する

- 意識消失もまた，救急外来で頻度の高い症候です．失神，痙攣を主訴に救急搬送される患者は多く，また，「気が遠くなった」「血の気が引いた」「ぼーっとしていてしばらく問いかけに返答がなかった」などを主訴に外来を受診する患者にもしばしば遭遇します．このような患者に対してどのように対応すべきでしょうか？

2 定義は正確に！

- 意識消失（loss of consciousness；LOC）と聞いて，どのような病態が頭に浮かぶでしょうか．一過性脳虚血発作（transient ischemic attack；TIA）が思い浮かぶ人もいるかもしれません．また，失神（syncope），痙攣（seizure），てんかん（epilepsy）を考える人もいるでしょう．これらはすべて異なる病態であり，初診時には判断が難しいことも少なくありませんが，可能な限り同定する必要があります．それはなぜかというと，症候ごとに原因となる疾患が異なるからです．

❶失神

- 失神とは，「一過性の意識消失の結果，姿勢が保持できなくなり，かつ自然に，また完全に意識の回復が見られること」と定義されます[1]．
- これらが脳全体の一過性低灌流，すなわち脳血流が一時的に低下することで引き起こされるのが失神です．失神の多くは，数十秒，長くても数分以内に意識が戻ります．

表1 失神の分類と主な鑑別疾患

分類		主な鑑別疾患
心原性（心血管性）失神	不整脈	徐脈／頻脈性不整脈，薬剤性不整脈
	器質的心疾患	大動脈弁狭窄症，閉塞性肥大型心筋症，大動脈解離，肺血栓塞栓症
起立性低血圧	一次性自律神経障害	自律神経障害，パーキンソン病
	二次性自律神経障害	糖尿病，尿毒症，アルコール性
	薬剤性起立性低血圧	アルコール，降圧薬，利尿薬
	循環血液量低下	出血，下痢，嘔吐
反射性失神	血管迷走神経反射	精神的ストレス（恐怖，疼痛など）
	状況失神	排尿，排便，咳嗽，食後
	頸動脈洞症候群	ひげ剃り，きつめの襟元

表2 心血管性失神：HEARTS

H	**H**eart attack（AMI）	急性心筋梗塞
E	**E**mbolism（pulmonary thromboembolism）	肺血栓塞栓症
A	**A**ortic dissection／**A**ortic stenosis	大動脈解離／大動脈弁狭窄症
R	**R**hythm disturbance	不整脈
T	**T**achycardia（VT）	心室頻拍
S	**S**ubarachnoid hemorrhage	クモ膜下出血

- 失神の鑑別疾患は多岐にわたります（**表1**）。この中で頻度が高いのは，状況失神（特に排尿失神）に代表される反射性失神ですが，心血管性失神（**表2**）や，出血に伴う起立性低血圧は初療時に必ず拾いあげる必要があります。
- 各論は別項にゆずりますが，意識消失患者を診る際には，まず失神ではないか，特に見逃してはいけない失神ではないかを意識して対応することを心がけましょう。

❷痙攣／てんかん

- 痙攣とてんかんの違いを説明できるでしょうか。痙攣とは症候であり，てんかんとは病名です。
- 初療時に意識すべきは，「痙攣≠てんかん」ということです。もちろん，痙攣の原因がてんかんということもあります。しかし，意識障害の原因が頭蓋内疾患とは限らないのと同様に，痙攣の原因がすべて「てんかん」というわけではないのです。詳細は2章9をご参照下さい。

❸一過性脳虚血発作（TIA）

- TIAは「一過性」とついていますが，失神の原因となることはまずありません。TIAは一時的に脳血管が詰まり，その後再開通した状態ですが，もしもTIAで意識を失うとすれば，両側の内頸動脈が同時に詰まるか，もしくは椎骨脳底動脈が閉塞するかのどちらかです。
- 前者は起こる頻度がきわめて低く，後者であれば後方循環系症状が随伴症状として生じるため，失神という病態では来院せず，一時的な麻痺や構音障害を主訴に来院します。

- いかがでしょうか。これら以外に「一過性意識障害」「一過性意識消失」など様々な言葉がありますが，整理の仕方はそれほど難しくありません。意識消失をみたら，まずは失神か否かを評価し，意識障害を認める場合には「意識障害のアプローチ」に準じて対応しましょう。診察時に意識清明であった場合でも，失神にしては意識の改善に時間を要した場合（数分で戻らなかった場合）は，痙攣／てんかんの関与を考えればよいでしょう。

3　意識消失のアプローチ：失神か否か，それが問題だ！

- 意識を失った患者を診たら，まずは意識障害がないかを確認します。初療時に意識障害を認める場合には，「意識障害のアプローチ（☞2章1）」に則り対応するのがよいでしょう。
- 意識が普段と同様である場合には，病歴から，外傷に伴う意識消失ではないか，ないのであれば，その意識消失が失神か否かを判断しましょう。脳震盪でも意識消失をきたしうるため，意識消失が外傷の原因なのか結果なのかは時に判断が難しいことがあります。路上で倒れていた症例など，転倒理由がはっきりしない場合には，外傷検索とともに失神などの受傷原因の精査を怠ってはいけません。
- 失神の定義を満たした場合には，「失神のアプローチ（表3）」に準じて対応します[2]。

表3　失神のアプローチ

アプローチ①	意識状態を確認する
アプローチ②	バイタルサインを確認する
アプローチ③	心電図を確認する
アプローチ④	前駆症状（特に痛み）を確認する
アプローチ⑤	病歴をしつこく確認する
アプローチ⑥	フォーカスを絞って身体所見をとる
アプローチ⑦	必要な検査を行う
アプローチ⑧	リスク評価を行う

①意識状態を確認する

- くどいようですが「失神かな？！」と思ったら，まずは普段の意識状態と同じか否かを確認しましょう。家族や友人，ケアマネジャーや施設職員，主治医など普段の状況を把握している方に必ず確認します。これを怠ると後で痛い目にあってしまいます。見当識障害を認めたとしても，それが認知症の影響など以前から認めるものであれば，意識障害ではなく意識消失ととらえてOKです。

②バイタルサインを確認する

- 意識以外のバイタルサインも普段と変化がないかを確認しましょう。普段と比較して，頻呼吸を認める，頻脈を認める，SpO_2 の低下を認めるなどが存在すれば，肺血栓塞栓症が失神の原因かもしれません。また，バイタルサインは経時的に確認すること，普段と同様のADL（歩行可能であれば歩かせて）で確認することも重要です。
- 脈圧も意識しましょう。120/100mmHgなど脈圧が低下している場合には，血管内脱水，大動脈弁狭窄症，肺高血圧をきたす肺塞栓症，さらには心機能が低下している状態が示唆され，逆に大脈圧の場合には，貧血，妊娠中，大動脈弁逆流症，甲状腺機能亢進症，発熱の影響を考えます。血圧は収縮期血圧だけでなく，臓器灌流を規定する平均血圧，そして脈圧に注目することを癖づけましょう。
- 最も多い失神の原因である反射性失神では，失神直後は徐脈，低血圧となるのが一般的です。そのため，救急隊到着時にそのようなバイタルサインで，時間経過とともに普段と同様の状態へと変化した場合は反射性失神の可能性を示唆するひとつの所見と判断できるでしょう。

③心電図を確認する

- 失神患者において最も重要な検査は，本邦ならびに世界各国のガイドラインをみても心電図です[1,3]。房室ブロックに伴う失神など，心血管性失神を疑い施行します。しかし，診察時には症状が改善しているのが失神患者です。すなわち，失神したときには脳血流が低下するほどの不整脈が生じていたとしても，診察時には消失しているのです。実際に，不整脈に伴う失神患者が初診時に診断がつく（心電図に異常が認められる）割合は5％程度です。心電図で捕まればラッキー，異常が認められない場合においても，それのみで安心してはいけません。

④前駆症状（特に痛み）を確認する

- 痛みを伴い失神することもあります。最も多いのは採血などに伴う反射性失神ですが，忘れてはいけないのは心血管性失神です。大動脈解離，肺血栓塞栓症，急性心筋梗塞，クモ膜下出血なども心血管性失神の原因として常に鑑別する必要があります。
- しかし，鑑別が必要なのだから検査を行うべきと言っているわけではありません。初療の段階から鑑別疾患，特に見逃してはいけない心血管性失神を想定しつつ病歴や身体所見をとるべきということです。疑わなければ，胸背部痛の有無など聞かず，血圧の左右差も測らないでしょう。深部静脈血栓症（deep vein thrombosis；DVT）を疑い下肢に着目することもできないのです。

⑤病歴をしつこく確認する（既往歴，家族歴，内服歴を含む）

- 失神の原因の同定，今後の対応に最も寄与するのが病歴です。詳細は各項で説明します

- が，どのような状況で失神したのか，前駆症状は認めたのか，以前に同様の経験はあるかなど，確認すべきことは多々あります。
- 既往歴，家族歴，内服歴も重要です。意識消失患者にかかわらず確認していると思いますが，それぞれ正しく聴取する必要があります。失神患者で特に把握すべき事項について下記にまとめました。

【失神患者で把握すべき事項】
- 同様の症状を認めたことがあるか
- 家族内で同様の症状を認めた者はいないか
- 内服薬について

- 女性では妊娠の可能性を意識しておきましょう。異所性妊娠に伴う起立性低血圧は決してめずらしくありません。月経歴や性交渉歴を聞くことはあたりまえとして，否定できなければ妊娠反応を確認する必要があります。

⑥ フォーカスを絞って身体所見をとる

- 失神患者の身体所見のとり方について，**表4**にまとめました。

表4　失神患者の身体所見のとり方

① 全身の観察
- 失神によって外傷を伴うことは少なくないため，全身の観察，特に頭頸部は注意深い観察が必要
- 認知症や脳卒中後の患者など普段から意思疎通が困難な場合には，たとえ疼痛の訴えがなくても外傷の有無を評価する

② 聴診
- 聴診では収縮期雑音，特に大動脈弁狭窄症に代表される駆出性収縮期雑音（ejection systolic murmur）の有無を右鎖骨から心尖部にかけて，聴診器を当てて評価する（たすき領域をチェック）

③ 下肢の診察
- 必ず左右差を意識し，DVTを疑う所見がないかを確認
- DVTを認める場合には肺血栓塞栓症の可能性がぐっと上がる

④ 消化管出血の有無
- 出血による起立性低血圧の原因として確認する
- 明らかな吐血などを認めない場合には眼瞼結膜の評価に加え，下血・血便の有無を確認
- ルーティンには必要ないが，失神の原因が特定できない場合，貧血を示唆する所見が認められるものの，吐下血・血便が認められない場合には直腸診も忘れない

⑤ 女性・高齢者の診察
- 女性であれば妊娠，特に異所性妊娠の可能性を考えて所見をとる
- 高齢者では腹部大動脈瘤破裂の鑑別も必須
- ともに腹部所見は軟らかく，一見すると腹部は問題ないと勘違いしがちだが，消化液ではなく血液が腹腔内に漏れている場合には，板状硬とはならない。腹部が軟らかくても反跳痛を認める場合には要注意
- エコーを当て，モリソン窩に液体貯留を認めたら手術の適応と考える

- 診断ミスの60％は不適切な身体診察から生まれるとされます[4]。必ず意識している病変部位を直視することを心がけましょう。

⑦ 必要な検査を行う

- 心電図が失神患者に必須であることは前述の通りですが，その他に必要な検査はあるでしょうか。
- 一般的に血算・生化学などの採血，エコーが救急外来では行われることが多いでしょう。血液ガスを採血の代わりに行っているところもあるかもしれません。採血や血液ガスでは必ず以前と比較するようにしましょう。エコーでは聴診所見と矛盾のない弁膜症所見の有無を中心に，心機能の簡便な評価，ついでに腹腔内出血の評価，DVTの有無の確認を数分で行うようにしています。エコーは有用な検査ですが，なんとなく当てるだけでは異常は検出できないでしょう。見るべきポイントを絞り確認しましょう。
- X線やCTはルーティンには必要ありません。失神の原因検索というよりも，失神によって引き起こされた外傷検索目的に行います。撮影した場合には，外傷性クモ膜下出血や下顎骨折を見逃さないように読影しましょう。

⑧ リスク評価を行う

- 失神の原因は，初診時に推定することはできても確定できることは少なく，その場合，危険な失神のリスクに応じて対応する必要があります。リスク評価にはOESIL，SFSR，EGSYSなどがありますが，本項をみればわかるとおり，病歴や心電図所見が重要であり，病歴の詳細な把握が困難な場合には経過観察，すなわち時間を味方につけるしかないこともあります。
- 重要なことは，病歴を中心としたリスク評価を正しく行うことであり，それをおろそかにしてなんとなく原因がわからない失神患者に「とりあえずホルター心電図」をオーダーしないことです。反射性失神らしい病歴がきちんととれており，リスクが低い患者であれば「問題ない」ということを十分説明し，再発予防策を伝授すればよいでしょう（☞3章4）。

文献

1) 日本循環器学会，他：循環器病の診断と治療に関するガイドライン（2011年度合同研究班報告）失神の診断・治療ガイドライン（2012年改訂版）．（2018年12月閲覧）
http://www.j-circ.or.jp/guideline/pdf/JCS2012_inoue_h.pdf
2) 坂本 壮：レジデントノート増刊 循環器診療のギモン、百戦錬磨のエキスパートが答えます！．永井利幸，編．羊土社，2018．
3) Brignole M, et al：Eur Heart J. 2018；39(21)：1883-948.
4) Verghese A, et al：Am J Med. 2015；128(12)：1322-4.

意識消失のアプローチのチェックパネル

失神の分類
① 心血管性失神
② 起立性低血圧
③ 反射性失神

①意識状態を確認
普段の意識と比較
➡ 家族・友人，ケアマネ・施設職員，主治医に確認する

②バイタルサイン
- 経時的に確認
- 脈圧の高/低による鑑別
- 反射性失神では一時的な徐脈，低血圧が一般的

③心電図
- 異常が認められるのは5%
➡ 異常がなくとも安心はできない！

④前駆症状
痛みを伴う
➡ 心血管性失神を見逃してはいけない
➡ 病歴や身体所見を追加

⑤病歴聴取
- どのような状況か
- 前駆症状の有無
- 以前にも同様の経験はあるか？
- 既往歴・家族歴・内服歴・妊娠の可能性を確認

⑥身体所見
- 外傷の有無
- 収縮期雑音
- 下肢の腫脹や左右差
- 消化管出血の有無
- 女性，高齢者特有の診察

⑦検査
- エコー（腹腔内出血，DVTの評価）
- 採血や血液ガス（過去と比較）

⑧リスク評価
- 病歴や心電図所見の有無（OESIL，EGSYS）
- 経過観察で時間を味方につける

Column：自分の脈拍，把握していますか？

- みなさんは自分の心拍数（脈拍数）を把握していますか？ 橈骨動脈で脈を触れればすぐにわかると思いますが，それでは就寝中の自身の脈拍は把握しているでしょうか？ 意外と知らない人も多いでしょう。

- 当直中，病棟の看護師から「○○さんの心拍数が48回/分です」と連絡がきたらどのように対応するでしょうか？ 一般的に自覚症状がなく，他のバイタルサインが安定していれば問題はないですが，そもそも就寝中にどの程度心拍数が下がるものなのでしょうか。自身の数値を把握していると，このようなときに役に立つと思いませんか？

- 私はスマートウォッチを愛用しているのですが，安静時心拍数や歩行時の心拍数など，大まかではありますが自身の脈拍を把握することができます。私の就寝時の最低心拍数は42回/分前後でした。当然自覚症状はなく，今のところ健康体です。

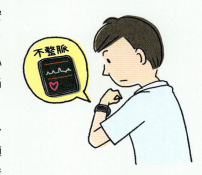

- 「不整脈は否定できないものの強くは疑えない…，しかしホルター心電図を行うだけでは検出率が…，植え込み型の心電図は侵襲度が…」という失神患者さんって多いですよね。そんなとき，侵襲度が低く，検出できる時間が長い装置があればと思いますが，**近い将来，スマートウォッチがその役割を果たすのではと期待されています。そうなると，予想以上にブロックや心房細動が検出されることでしょう。**

Column：女性を診たら妊娠と思え！

- **女性の意識消失，特に10～40歳代の場合には妊娠，特に異所性妊娠の可能性を常に考えておきましょう。**頻度は決して高くありませんが，成人女性が意識消失を認める場合に必ず否定しなければならないのが異所性妊娠です。

- ①妊娠の可能性の確認，②エコーで腹腔内の液体貯留（特にモリソン窩の液体貯留）を認めるか否かの確認を必ず行いましょう。

- 現在生理中だから，数日前に生理が終わったばかり，避妊をしているから，などでは妊娠を否定するのに不十分です。私は最終の性交渉の日にちを確認するようにしていますが，妊娠の可能性がゼロではなく否定できない場合には検査を行ったほうがよいでしょう。

Column：薬剤による失神

- 失神を起こしうる薬剤も失神の鑑別には重要です。どのような薬剤が失神を起こすかを考えてみると，失神の定義からすれば，何らかの機序で一時的に脳血流を低下させる薬というのが思い浮かびます。脳までの血管に解剖学的な問題がなければ，脳血流が低下するということは，血圧そのものが低下することとほぼ同義ですから，血圧を下げる作用のある薬を考えることになります。

- すなわち，高血圧の治療で用いられるCaブロッカーやβブロッカー，ARBやACE阻害薬，利尿薬は薬剤性失神を起こす可能性があります。また前立腺肥大症で使われるαブロッカーも同様です。その他にも血管を拡張させて，相対的にボリュームが下がる硝酸薬やアルコールも候補に挙がります。

- 薬剤性失神で，もう1つ頭に入れておきたいのは，**QT延長させる薬剤の内服の有無を必ずチェックすること**です[a]。QT延長は心室頻拍（VT）や心室細動（VF）に移行することがあります。QT延長させる薬剤を飲んでいる人の失神では，心電図検査を行ってQT時間を確認しましょう。一般に，QTc時間が456msecを超えたら「延長」，500msecを超えたらTdP（Torsades de Pointes）が発生する危険性が高いと考えられています。

- 単剤でQT延長させる薬剤と，相互作用でQT延長となる薬剤がありますので，双方を一覧などでチェックしましょう[b]（**表1，2**）。

- **薬剤性失神の治療は，原因となる薬剤の添付文書などでT_{max}や半減期を確認し，その時間に応じて症状が良くなっているかどうかを見ていきます。** ということは，ある程度の経過観察が必要になるということです（☞2章6）。

- 原因となる薬剤については，中止や減量ができないかを患者や家族と十分検討して，薬剤を処方している主治医と相談できるようにアレンジをしていきます。場合によっては紹介状を書いて，原因薬剤として疑われるということを記載しておくのも一手です。

文献
a) el-Sherif N, et al：Pacing Clin Electrophysiol. 1999；22(1 Pt 1)：91-110.
b) Turker I, et al：Pharmacol Ther. 2017；176：48-59.

表1 QT延長をきたす薬剤

抗不整脈薬	I群薬（キニジン，プロカインアミド〔アミサリン®〕，ジソピラミド〔リスモダン®〕など）
	III群薬（アミオダロン〔アンカロン®〕，ソタロール〔ソタコール®〕，ニフェカラント〔シンビット®〕）
	ベプリジル（ベプリコール®）
抗精神病薬	フェノチアジン系（クロルプロマジン〔ウインタミン®，コントミン®〕など）
	ブチロフェノン系（ハロペリドール〔セレネース®〕，ドロペリドール〔ドロレプタン®〕など），ピモジド（オーラップ®）
	三・四環系抗うつ薬，セルトラリン（ジェイゾロフト®），トラゾドン（デジレル®，レスリン®）
抗菌薬	エリスロマイシン（エリスロシン®），クラリスロマイシン（クラリス®），モキシフロキサシン（アベロックス®），オフロキサシン（タリビッド®）
	シプロフロキサシン（シプロキサン®），ロメフロキサシン（バレオン®），ガレノキサシン（ジェニナック®），レボフロキサシン（クラビット®）
	ペンタミジンイセチオン酸塩（ベナンバックス®）
抗真菌薬	フルコナゾール（ジフルカン®），ホスフルコナゾール（プロジフ®）
抗ウイルス薬	アタザナビル（レイアタッツ®），ネルフィナビル（ビラセプト®）
PDE5阻害薬	バルデナフィル（レビトラ®），シルデナフィル（バイアグラ®，レバチオ®）
ホルモン製剤	タモキシフェン（ノルバデックス®），トレミフェン（フェアストン®）
分子標的薬	スニチニブ（スーテント®）
白血病治療薬	三酸化ヒ素（トリセノックス®）
過活動膀胱治療薬	ソリフェナシン（ベシケア®），プロピベリン（バップフォー®）
脂質異常症治療薬	プロブコール（ロレルコ®）
抗認知症薬	ドネペジル（アリセプト®）
抗ヒスタミン薬	ヒドロキシジン（アタラックス®／アタラックス®-P）

（各添付文書より作成）

表2 相互作用によりQT延長をきたす薬剤

		QT延長誘発薬剤	
併用禁忌	モキシフロキサシン（アベロックス®），バルデナフィル（レビトラ®），トレミフェン（フェアストン®）	抗不整脈薬（Ia群，プロカインアミド〔アミサリン®〕，III群）	
	ピモジド（オーラップ®）	QT延長を起こす薬剤	
	スルトプリド	QT延長を起こす薬剤	
	アミオダロン注（アンカロン®注）	抗不整脈薬（Ia群，III群），エリスロマイシン注（エリスロシン®注）	
		ベプリジル（ベプリコール®）	
		ペンタミジンイセチオン酸塩（ベナンバックス®）	
	アミオダロン経口薬（アンカロン®錠）	バルデナフィル（レビトラ®），シルデナフィル（バイアグラ®，レバチオ®）	
		CYP阻害も関与する相互作用	
	ミラベグロン（ベタニス®）	フレカイニド，プロパフェノン	
	アミオダロン	エリグルスタット（サデルガ®）	
原則禁忌	パノビノスタット（ファリーダック®）	抗不整脈薬	
	バンデタニブ（カプレルサ®）	抗不整脈薬，QT延長を起こす薬剤	

（各添付文書より作成）

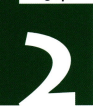

3章　意識消失

意識消失×心原性（心血管性）失神

致死的疾患を見逃さない
＆
マネージメントのための4つのルール

▶ 病歴，バイタルサイン，身体所見から心血管性失神を疑え！
▶ 発症時の痛みに注目！「痛み×失神」は要注意！
▶ バイタルサインは普段と同様のADLで評価を！
▶ ホルター心電図を予約して安心するな！　リスク評価を適切に行え！

1　原因としての心原性（心血管性）失神を考えるにあたって

- 意識消失は大きく，失神，痙攣に分けられます。痙攣に関しては2章9で述べたので，ここでは失神，特に最も致死的な心原性（心血管性）失神に関して整理しておきましょう。
- 失神は救急外来受診患者の1～3％を占め，年齢とともに増加します。特に70歳以上の高齢者では頻度が高く，救急外来や院内のコードブルーなどの急変対応においてしばしば経験します[1,2]。
- ①心原性（心血管性）失神，②起立性低血圧，③反射性失神の3つにわけられますが，なんといっても見逃してはいけないのが①心原性（心血管性）失神です。若年者の失神は単一の要因であるのに対して，高齢者では複数存在することもあり，一筋縄にはいかない点もありますが，心血管性失神を根拠をもって否定することができればアプローチはかなりスムーズにいくでしょう。
- 心原性（心血管性）失神を根拠をもって鑑別できるように，不整脈，器質的疾患の基本的事項を理解しましょう。

2　失神患者の予後

- 反射性失神の予後は決して悪くはありませんが，心原性（心血管性）失神の予後は，初診時に拾いあげることができなければ不良です。出血に伴う起立性低血圧も，止血のタイミングが遅れると致死的になりうるため，初期対応がきわめて重要となります。

- また高齢者では，失神の25%以上が受傷機転のはっきりしない外傷を伴い，骨折や頭部外傷があることが多いため，予後は成人と比較して悪いのです[2]。
- 救急外来での失神患者への対応で大切なポイントは以下の通りです。

① 心原性（心血管性）失神，出血に伴う起立性低血圧を見逃さないこと
② 外傷患者では必ず受傷機転を意識した対応をとること

3 心原性失神を見逃さないために

- 心原性失神は，失神患者の10%以上を占めます。原因不明の失神の中には肺血栓塞栓症も一定数含まれているという報告もあり，決してめずらしくはないのです[3~5]。
- 心原性失神の原因としてHEARTS（☞3章1の表2）は常に意識しておきましょう。房室ブロックに代表される不整脈は常に鑑別に挙げていると思いますが，急性心筋梗塞，肺血栓塞栓症，大動脈解離，クモ膜下出血も必ず鑑別に入れておく必要があります。これらの疾患の多くは，胸痛や呼吸困難，頭痛や意識障害で来院することが多いですが，失神での来院パターンがあることも頭に入れておきましょう。

4 心原性失神らしい所見 vs. らしくない所見

- 失神の原因を同定するのに最も寄与するのは病歴です。誰がどのような失神を起こしたのかをきちんと評価し，危険な失神を見抜きましょう。
- 心原性失神らしい所見（表1），心原性失神らしくない所見（表2）[6]を頭に入れておきましょう。これらをいちいち確認することが大切です。救急外来など時間が限られている場合や詳細な病歴聴取が困難な場合には，最低限EGSYS score（表3）[7]に含まれる6項目は確認しましょう。年齢・性別以外に，前駆症状，発症時の体位，既往歴，増悪因子，環境因子がポイントであることがわかりますね。

表1　心原性失神らしい所見

① 高齢者（>60歳）
② 男性
③ 虚血性心疾患，器質的心疾患，不整脈，低左心機能の既往
④ 動悸を自覚後の失神，前駆症状のない突然の意識消失
⑤ 運動中の失神
⑥ 仰臥位での失神
⑦ 失神の回数が1～2回
⑧ 心臓診察で異常を指摘されている
⑨ 50歳未満での突然死の家族歴
⑩ 先天性心疾患の既往

表2　心原性失神らしくない所見

①若年者
②心疾患の指摘なし
③立位時のみの失神
④臥位や坐位から立ち上がったときの失神
⑤嘔気・嘔吐，熱感の前駆症状の存在
⑥脱水，痛み，辛い刺激，医療行為などの特殊な誘因あり
⑦咳嗽，笑い，排尿，排便，嚥下などの状況的な誘因あり
⑧同様の失神を繰り返している

（文献6より改変）

表3　EGSYS score

病歴から心血管性失神を疑え！	
動悸が先行する失神	4点
心疾患の既往 and/or 心電図異常指摘	3点
労作中の失神	3点
仰臥位での失神	2点
増悪因子・環境因子[*1]	−1点
自律神経系の前駆症状[*2]	−1点

＊1：温感，混雑した場所，長時間の立位，恐怖や疼痛，感情
＊2：嘔気・嘔吐
3点以上で感度95%

（文献7より改変）

5　家族歴は"若くして"がポイント！

- coronary risk factor（冠動脈疾患の家族歴，高血圧，糖尿病，脂質異常症，喫煙者，慢性腎臓病）のひとつにも含まれており，家族歴は確認していると思いますが，意味のある家族歴を聴取できているでしょうか．

- 「ご家族の中で心筋梗塞や狭心症，心不全を患った方はいらっしゃいますか？」と聞いていませんか？　これに対して「80歳のときに父が心筋梗塞を患いました」という返答があったとしましょう．ここから何か得られる情報はあるでしょうか．

- 本邦の心筋梗塞の平均発症年齢は，男性65歳，女性75歳程度です．80歳で心筋梗塞に罹るのはおそらく遺伝的因子は関与していないでしょう．そのため，家族歴を聴取するときには，「若くして」という枕詞をつけて確認しましょう．その問いに対して，「父が40歳代で突然死しました」という返答があれば，40歳代であっても遺伝的要因を考えリスクを上げて対応します．

- 突然死を引き起こすBrugada症候群は有名ですが，そのリスクは突然死の家族歴の有無で大きく異なります．

6　検査前確率を意識して検査のオーダーを！

- 失神患者に行うべき検査はなんでしょうか．なんとなく心電図を行い，不整脈を認めないと安心していませんか？　それではいけません．検査前確率を意識して，結果の解釈を適切に行いましょう．

①心電図

- 心電図は失神患者で必須の検査です[6]。しかし,心電図を施行して安心してはいけません。そもそも,失神患者が初診時に心電図異常を認める割合は5％程度です[8]。そりゃそうですよね,現在症状がなく,普段と同様の意識状態に速やかに戻っているのが失神患者ですから,不整脈が持続しているほうがめずらしいのです。
- 心電図で見るべきポイントを整理しておきましょう。

> 【心電図で見るべきポイント】
> - 表4[9]に示す5項目(①～⑤)
> - QT延長の有無
>   特に高齢者では薬剤を多剤内服している患者も多く,薬による心電図変化は意識しておく！
> - 検査結果は必ず以前のものと比較する(心電図に限らず)
>   虚血性の変化のようにみえても,以前と比較して変化がなければ,原則焦る必要はない！

表4 心電図の見るべき点：Ottawa criteria + QT延長

①ブロック 　a. Ⅱ度Mobitz 2型もしくはⅢ度AVブロック 　b. 脚ブロック＋Ⅰ度AVブロック 　c. 右脚ブロック＋左脚前枝もしくは後枝ブロック
②新規虚血性変化
③非洞調律
④左軸偏位
⑤救急外来における心電図モニター異常
⑥QT延長

(文献9より改変)

②胸部Ｘ線

- 胸部Ｘ線は失神の精査に必須の検査ではありません。心血管性失神の鑑別において,大動脈解離や肺血栓塞栓症が鑑別に挙がった場合に施行するとよいでしょう。
- 前者であれば縦隔の拡大やカルシウムサインの有無を確認。後者であれば特記異常がないのが典型的です。どちらも積極的に疑えば造影CTを撮影しますが,検査前確率が低い場合,または撮影したくても撮影できない環境で行うのがよいでしょう。

③心エコー

- エコーは救急外来やベッドサイドで最も威力を発揮する検査と言っても過言ではありません。心電図異常を認めない患者に心エコーを行っても,基本的に異常はみられません。しかし,心電図を見て"正常"と判断すること自体が難しいのが現状です。
- また大動脈解離や肺血栓塞栓症では,フラップや心嚢液貯留,右心負荷所見が認められた場合,心血管性失神の可能性がぐっと上がります。非侵襲的な検査であり,短時間での評価が可能なため,施行可能であれば積極的に行うべきと考えます。

④ D-dimer

- 採血で気軽に提出できるため，なんとなくオーダーされることが多く，また解釈を誤りがちな項目でもあると思います。どのような検査もそうですが，検査前確率が非常に重要であり，提出する必要があるときのみに限らなければ検査結果に振り回されてしまいます。
- たとえば，肺血栓塞栓症におけるD-dimerは有用ですが，あくまで威力を発揮するのは検査前確率が低い（Wells ruleでのunlikely症例）場合です。そのような症例でD-dimerが陰性であれば，肺血栓塞栓症は否定的と考えます。検査前確率が高い症例では，D-dimerの結果に迷うのではなく，造影CTを撮影する必要があるのです。

⑤ 頭部CT

- 失神患者において，頭部CTはルーティンには必要ありません。失神は脳血流が一時的に低下して引き起こされる病態であり，頭蓋内疾患を示唆するものではないからです。例外は以下の2つです。

> **失神患者で頭部CTを行うべき状況**
> ① **クモ膜下出血が考えられる場合**
>   クモ膜下出血の約10%は失神を主訴に来院する
> ② **失神に伴い外傷を認める場合**

- 失神は瞬間的な意識消失発作であるため，倒れる際に防御の姿勢がとれません。そのため，頭部や顔面を激しく受傷することがあるのです。失神患者ですから意識状態は普段と同様であるため，軽症頭部外傷患者にいつCTをオーダーするのかということを考えて対応すればよいのです。

7 不整脈×失神

- 完全房室ブロックなど不整脈による失神は，心原性失神らしい所見（**表1**），心原性失神らしくない所見（**表2**）を意識して対応します。前述の通り，来院時に継続して不整脈を認める症例は少ないため，病歴に重きを置いて対応する必要があります。

8 心原性失神として意識すべき3つの疾患
——急性心筋梗塞，肺血栓塞栓症，急性大動脈解離

■ ここからは，心原性失神として意識しておくべき，①急性心筋梗塞，②肺血栓塞栓症，③急性大動脈解離の基本的事項をピットフォールとともに頭に入れておきましょう。各疾患の診るべきポイントを理解しておかなければ，正しい対応はできません。クモ膜下出血については2章4をご参照下さい。

急性心筋梗塞×失神

■ 急性心筋梗塞の典型的な主訴は胸痛ですが，胸痛以外の入口を持っていなければ，多くの心筋梗塞を見逃してしまいます。その理由は以下の通りです。

無痛性心筋梗塞

■ 心筋梗塞症例のうち，一定数は痛みを認めません。心筋梗塞症例のうち，無痛性となる3大因子が，①高齢，②女性，③糖尿病です[10]。

年齢は最大のリスク！

■ 本邦における急性心筋梗塞の平均発症年齢は，男性65歳，女性75歳ですが，年齢が増せば増すほど，無痛性心筋梗塞の割合は増えると言われています。70歳を超えると4人に1人，80歳を超えると2人に1人，85歳以上となると3人に2人は痛みを認めません。高齢者では「痛みがないから心筋梗塞は否定的」とは言えないのです。女性は男性と比較すると，数は少ないですが，女性の心筋梗塞の40%は80歳以上で発症しています。そこにさらに糖尿病が加わると…糖尿病罹患中の高齢女性では，痛みがなくてあたりまえと心得ておく必要があります。

■ 年齢は最大のリスクであり，65歳以上の高齢者ではcoronary risk factorがあってもなくても，心筋梗塞になりえます。40歳未満であれば，リスクの有無で大きく罹患率は異なりますが，ある程度の年齢に達した場合は安易に否定できないことを覚えておきましょう。悲しいかな，年齢は防ぎようがない絶対的なリスクなのです。

胸痛以外の症状を知る！

■ 以下に示す，無痛性心筋梗塞症例が訴える症状を頭に入れておきましょう。

> **無痛性心筋梗塞症例が訴える症状**
> ● 呼吸困難は典型的！
> ● その他，頻回の嘔気・嘔吐，脱力・疲労感，冷や汗，めまい，失神・亜失神

■ 失神患者では胸痛ならびに周囲の痛みの有無（肩痛や腹痛を含む）を確認します。これらがない場合であっても，高齢・女性・糖尿病など，無痛性心筋梗塞の因子を併せ持つ場合，心電図は虚血性変化の有無にも注目し，評価する癖をつけましょう。疑って評価しなければ，軽度の胸痛やわずかな心電図変化を見落としてしまいます。

肺血栓塞栓症×失神

- 肺血栓塞栓症（pulmonary thromboembolism；PTE）も失神を主訴に来院することがあります。決してめずらしくはなく，近年，造影CTが多くの施設で施行可能となってから，思っている以上に罹患率が高いことが示されています。また近年，原因不明の失神の中にPTEが一定数含まれていることも報告されています[5]。安易に否定せず，PTEらしさが存在しないか根拠を持って判断しましょう。

肺血栓塞栓症らしい所見

- 突然発症の呼吸困難や胸痛を主訴に来院した場合には，誰もがPTEを疑うと思いますが，失神で来院した場合には，どのように否定すればよいでしょうか。PTE患者を多く経験している場合には，らしさを正しく見積もることは容易いかもしれませんが，そうでない場合には難しいものです。そんなときには，clinical prediction rule*を利用しましょう。PTEのclinical prediction ruleとしては，Wells rule（**表5**）が有名です[11]。表の項目を1つひとつ確認し，らしさを評価しましょう。

  *症状や徴候，検査結果を組み合わせて点数化し，患者の疾患の予測を層別化するためのツール。

表5 Wells rule

Wells rule	ポイント	
	オリジナル版	簡略版
PTEもしくはDVTの既往	1.5	1
心拍数＞100 bpm	1.5	1
4週間以内の手術あるいは長期臥床	1.5	1
血痰	1	1
活動性の癌	1	1
DVTの臨床的徴候	3	1
PTE以外の可能性が低い	3	1
臨床的可能性（clinical probability）		
PTE unlikely	≦4	≦1
PTE likely	＞4	＞1

（文献11より改変）

- 深部静脈血栓症（deep vein thrombosis；DVT）の臨床的特徴は特に重要であり，またエコーを当てれば迅速に判断可能です。失神患者では必ず下腿を目視し，評価するようにしましょう。
- 50歳未満の場合には，PERC rule（**表6**）も利用可能です[12]。**表6**の8項目がすべて陰性であれば，PTEの可能性は低くなります。さらに，Wells rule＜2点であれば可能性は下がることが報告されています[13]。ベッドサイドで可能な項目をきちんと評価し，"PTEらしさ"を正しく見積もりましょう。

表6 PERC rule

①50歳以上
②心拍数≧100回／分
③SpO_2＜95％
④静脈血栓症の既往
⑤4週間以内の外傷や手術歴
⑥血痰
⑦エストロゲン製剤使用中
⑧片側下肢の腫脹

（文献12より改変）

バイタルサインは普段のADLで評価すること！

- PTEに特徴的なバイタルサインはなんでしょうか。Wells rule, PERC ruleにも含まれていますが，頻脈が典型的です。PTEの特徴的な心電図所見としてSⅠQⅢTⅢは有名ですが，頻度は洞性頻脈のほうが圧倒的に多く，失神患者が頻脈を認める場合には注意が必要です。
- 頻呼吸や低酸素血症も特徴的ですが，失神患者では認めないことも少なくありません。中枢に起きたPTEであれば認めますが，末梢のPTEの場合，安静時にはバイタルサインが安定していることも少なくありません。つまり，体動時や歩行時に初めてバイタルサインの変化が認められるのです。
- 普段から寝たきりの方であれば，ストレッチャー上で普段と同様かを確認すればよいですが，普段身の回りのことを不自由なく行っている方であれば，たとえ坐位の状態でバイタルサインの異常が認められないからといって安心するのではなく，歩行時に症状が再燃しないか，低酸素血症を認めないかを評価する必要があります。
- 原因不明の頻呼吸，原因不明の頻脈，原因不明の低酸素血症を認める場合には，PTEを鑑別に入れる癖を持つとよいでしょう[14]。

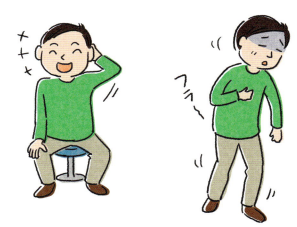

D-dimerと造影CT

- PTEを除外する際に，D-dimerは有用でしょうか？ 答えは，PTEらしくない場合にはYesですが，らしい場合にはNoです。なんでもかんでもD-dimerを提出して，陰性だからとPTEを否定してはいけません。
- PTEらしい症例（Wells ruleでlikely症例）は，造影CTを撮影して確定診断を行います。造影剤によるアナフィラキシーの既往があるなど，どうしても造影CTが撮影できない場合には，肺換気血流シンチグラフィを行います。造影剤腎症を恐れて肺血栓塞栓症を見逃すことは御法度です！

急性大動脈解離×失神

- 急性大動脈解離（acute aortic dissection；AAD）もまた失神を主訴に来院します。
- 「突然発症の胸背部痛で痛みが移動し，血圧の左右差を認め，X線では縦隔の拡大を認める」，誰もが習う大動脈解離のイメージですが，このような症例は現場から大動脈解離を強く疑い，救命センターや急性大動脈スーパーネットワークなど，循環器内科・心臓血管外科医がスタンバイしている病院へ搬送されることがほとんどです。そのため，失神や片麻痺など，頻度の高くない症候で来院した患者に対して，いかにして疑うのかを理解しておく必要があります。

大動脈解離らしい所見

- 大動脈解離は，いつ疑うべきでしょうか。発症時の症状は**表7**[15]の通りですが，「胸痛を認めないから」「背部痛を認めないから」「痛みが移動していないから」などは，大動脈解離を否定する根拠とはならないことがわかります。「何らかの痛みが突然始まった場合には大動脈解離を考える」とまずは覚えておくとよいでしょう。

表7 大動脈解離の発症時の症状 （%）

症状	総数	Stanford A型	Stanford B型
突然発症	84.8	85.4	83.8
何らかの痛み	95.5	93.8	98.3
これまで経験したことのない激痛	90.6	90.1	90
刺されるような鋭い痛み	64.4	62	68.3
引き裂かれるような痛み	50.6	49.4	52.3
放散する痛み	28.3	27.2	30.1
移動する痛み	16.6	14.9	19.3
胸痛	72.7	78.9	62.9
背部痛	53.2	46.6	63.8
腹痛	29.6	21.6	42.7
失神	9.4	12.7	4.1

（文献15より改変）

- 発症様式はきわめて重要であり，大動脈解離の多くは突然発症です。突然発症は，70歳以上では76.5%と4人に1人は発症様式が異なりますが，70歳未満では約90%です。突然か急性かを明確にわけ，突然発症の場合には慎重に対応しましょう。
- 痛みが現在は認めない，もしくは軽度だからと否定してはいけません。痛みを最も自覚するのは発症時です。また，痛みを認めるのは裂けているときです。発症時の痛みとともに失神して来院するため，気を

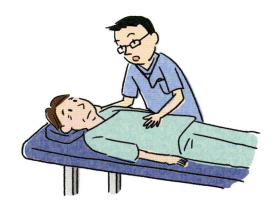

失う直前に痛みを認めなかったか否かは必ず確認しましょう。
- 血管は全身に駆け巡っているため，解離した血管に応じた症状が認められます。鎖骨下動脈であれば上肢の脈拍減弱や冷感，腹腔動脈であれば腹痛や肝障害などです。意識消失以外に，**表8**のような症状が突如認められた場合には大動脈解離を鑑別に挙げる必要があります。

表8 血流障害と特有の症状

血流障害	症状
冠状動脈	急性冠症候群
腕頭動脈，頸動脈	脳梗塞，意識障害，意識消失
鎖骨下動脈	上肢の脈拍減弱，冷感，痛み，壊死
肋間動脈	脊髄麻痺（下肢麻痺）
腹腔動脈	腹痛，虚血性胃炎，肝障害，胆囊壊死
上腸間膜動脈	腹痛，虚血性腸炎，腸管壊死
腎動脈	腎梗塞，急性腎不全
腸骨動脈，大腿動脈	下肢の脈拍減弱，虚血，冷感，壊死

9 それぞれの医療機関における対応

A総合病院での対応

- A総合病院でもBクリニックでも，来院パターンは大きく変わらないでしょう。変わるのはどこまで評価できるのかという点です。
- A総合病院では何でもできるのに対して，Bクリニックでは通常，迅速に行うことができる検査は心電図，エコー，X線や血糖などの院内採血で判断可能な項目に限られます。
- どちらの病院でも可能なのが病歴聴取，バイタルサインの確認，そして身体所見の評価です。心原性（心血管性）失神を示唆する所見がありリスクが高い症例では，検査を行い，然るべき対応をとる必要があります。A総合病院では即日評価し，白黒つけるべきでしょう。
- 房室ブロックなどの不整脈が疑わしい場合，理想は入院した上でのモニタリング管理ですが，現実的に入院が難しいようであれば，循環器内科医など専門家の意見をふまえて対応するなど，とにかく具体的なプランを立てて対応する必要があります。

Bクリニックでの対応

- 心原性（心血管性）失神の可能性があると判断したら，A総合病院への転院を打診しましょう。具体的に疑っている病名を伝えれば，転院を引き受けてくれるはずです。どれも致死的な疾患ばかりですから。

> **さいごに…これだけは押さえておきたい！**
> ・心血管性失神を見逃さないためには何が重要か理解できたでしょうか。とにかく失神患者では，鑑別に挙げ，病歴，身体所見をとり，普段のADLを意識しながらバイタルサインを解釈することがポイントです。
> ・決してめずらしい原因ではありません。高齢者では特に注意して評価しましょう。

文献

1) 日本循環器学会，他：循環器病の診断と治療に関するガイドライン（2011年度合同研究班報告） 失神の診断・治療ガイドライン（2012年改訂版）.（2018年12月閲覧） http://www.j-circ.or.jp/guideline/pdf/JCS2012_inoue_h.pdf
2) Grubb BP, et al：Clin Geriatr Med. 2012；28(4)：717-28.
3) Miller TH, et al：Am Fam Physician. 2005；72(8)：1492-500.
4) Suzuki M, et al：Ann Emerg Med. 2004；44(3)：215-21.
5) Prandoni P, et al：N Engl J Med. 2016；375(16)：1524-31.
6) Shen WK, et al：Circulation. 2017；136(5)：e60-e122.
7) Del Rosso A, et al：Heart. 2008；94(12)：1620-6.
8) Martin GJ, et al：Ann Emerg Med. 1984；13(7)：499-504.
9) Thiruganasambandamoorthy V, et al：CJEM. 2012；14(4)：248-58.
10) Canto JG, et al：JAMA. 2000；283(24)：3223-9.
11) Douma RA, et al：Ann Intern Med. 2011；154(11)：709-18.
12) Kline JA, et al：J Thromb Haemost. 2004；2(8)：1247-55.
13) Theunissen J, et al：Emerg Med J. 2016；33(10)：696-701.
14) 坂本 壮：内科救急のオキテ. 医学書院, 2017.
15) Hagan PG, et al：JAMA. 2000；283(7)：897-903.

意識消失×心原性（心血管性）失神のチェックパネル

心原性失神
全失神の10％以上
➡原因不明の失神の中に肺血栓塞栓症が含まれている！

原因
- H：急性心筋梗塞
- E：肺血栓塞栓症
- A：大動脈解離／大動脈弁狭窄症
- R：不整脈
- T：心室頻拍
- S：クモ膜下出血

心原性らしい所見
- 60歳以上　・男性
- 虚血性心疾患，不整脈の既往
- 前駆症状のない突然の意識消失
- 運動中／仰臥位での失神
- 回数が1～2回
- 心臓診察で異常指摘あり
- 突然死の家族歴（50歳未満）
- 先天性心疾患の既往

EGSYS score
➡病歴から心原性失神を疑う（☞p116, 表3）

心電図
- 異常を認めるのは5％
  ①ブロック
  ②新規虚血性変化
  ③非洞調律
  ④左軸偏位
  ⑤モニター異常
  ⑥QT延長

胸部X線
①縦隔拡大
②カルシウムサイン
③異常がない
➡肺血栓塞栓症は鑑別に残る

家族歴
遺伝的要因
➡「若くして」を枕詞に追加して家族歴聴取

心エコー
①フラップ
②心嚢液貯留
③右心負荷所見

頭部CT
〈以下の状況で行う〉
- クモ膜下出血を考える場合
- 外傷を認める場合

3大原因
①急性心筋梗塞
➡高齢・女性・糖尿病が無痛性の因子！
②肺血栓塞栓症
➡バイタルサインは普段のADLで評価！
③大動脈解離
➡突然発症の血管に応じた痛みと症状

Column：エコーは難しい！？

エコーが普及し，検査室でなくても気軽に行うことができるようになりました．救急外来や病棟，在宅の現場においてもエコーを使用している方は多いと思います．その場で短時間で判断可能なため，救急の現場では非常に役に立ちますが，どうしても気になるのが技術の問題です．いくら疾患に対する感度，特異度が高かったとしても，多くの場合，それは施行者の技量によるのです．そのため当然，日々のトレーニングが必要になるのですが，唯々こなしているだけでは技術は上達しません．最低限，以下の2つを意識して行いましょう．

①準備をきちんと！

- たとえば腹痛患者に対してエコーを行う場合，意識障害や非常に重篤な場合には仕方ありませんが，多くの場合，患者に協力してもらうことが可能でしょう．**「息を大きく吸って，呼吸を止める」**これだけでだいぶ見やすさが違います．心エコーでは心臓をなるべく胸壁に近づけるため，左側臥位で評価するとよいでしょう．

- また，ストレッチャーの上でエコーを当てる場合に多く見かけるものとして，柵を上げたまま，無理な姿勢でエコーのプローブを当てていることがありますが，それはよろしくありません．**きちんと柵を下げ，プローブの可動範囲を確保し，視野を広げて当てるようにしましょう．**

②正常を知り，異常を見抜け！

- エコーを当て慣れていないと，当て方がわからないだけでなく，正常か異常かの判断ができません．**非侵襲的な検査ですから，普段から同僚と当てあい，正常所見を徹底的に頭に叩き込んでおきましょう．**また，特記既往のない成人の検者において，綺麗な画像が描出できないようであれば，様々な既往があり，オーダーが入らない高齢者において，評価に値する画像は描出できません．

- 「エコー技術に自信がないから…」とCTをオーダーすることがないように，普段からとにかく当てる癖を持つことです．慣れれば3分程度で腹部のスクリーニングはできるようになり，その結果からCTを撮影するべきか否か，造影CTが必要か否かを判断できるようになります．

Column：軽症頭部外傷患者に頭部CTは必要か？

- 交通事故の減少に伴い，外傷患者の数は年々減少していますが，頭部外傷は救急外来においてしばしば遭遇します．下肢の筋力低下や視力低下に伴う転倒，アルコールや薬剤による転倒など，救急外来で出会わない日はありません．一般の外来では高齢者が数日前に転倒した，もしくは転倒しやすい高齢者が認知症様症状で来院することもあるでしょう．そのような場合，いつCTを撮影するのか判断する必要がありますが，

みなさんは明確な基準を持っていますか？

- Clinical decision rule（CDR）という疾患や検査の必要性を見積もるツールが存在します．その道の専門で普段から頭部外傷をたくさん診ている人にとっては自身の判断ツールが存在し，CDRは不要かもしれませんが，初学者や不慣れな場合には1つの基準として重要です．

- 軽症頭部外傷のCDRとしては，Canadian CT Head Rule（CCHR），New Orleans Criteria（NOC）などが有名です（表）[a]．項目をすべて覚える必要はありませんが，評価基準を持っていない場合には毎回確認する癖を持つとよいでしょう．

表　軽症頭部外傷のCDR

Canadian CT Head Rule	New Orleans Criteria
臨床所見（1つでも満たせば頭部CTを撮影）	
受傷2時間後のGCS＜15	頭痛
頭蓋骨開放骨折または陥没骨折を疑う	嘔吐
頭蓋底骨折を疑う所見あり	60歳以上
2回以上の嘔吐	アルコール or 薬物中毒の状態
65歳以上	前健忘の持続
受傷以前30分間以上の健忘	鎖骨よりも上の外傷
危険な受傷機転	痙攣

（文献aより改変）

【高齢者はみんな頭部CT？！】

- CCHR，NOCをみるとあることに気づくと思います．患者が高齢者であった場合には，その段階で頭部CTが推奨されるのです．意識障害が遷延している場合や，痙攣を認める場合，明らかな骨折を疑わせるバトルサイン（耳介後方の乳様突起部の皮下出血），パンダの目（眼窩周囲の皮下出血）を認める場合にはCTが必要なことは納得できますが，高齢者というだけでCTは必要なのでしょうか．

- CTを撮影すれば外傷に伴う病変を拾いあげる可能性は高くなり，実際にCDRの中でも年齢が低く設定されているものほど，感度は高いのが現状です．またこれらのCDRには，**意識障害や意識消失を認めない頭部外傷患者は含まれていない**ことも知っておきましょう．つまり，転倒して頭部に挫創を認めるものの，意識は一貫して問題ない患者はCDRに則らなくてよいかもしれません．当然，組み込まれている患者よりも問題のない患者群であるため，CDRを利用し，適応外であればCTは不要と言えますが，やはり年齢が該当したからといってCTを撮影するべきかは議論が残るところです．

【CDRを利用する実際の流れ】

- CDRでは除外されている患者群も存在します．たとえばCCHRでは，抗凝固薬内服中の患者や痙攣を認めた患者，妊婦は除外されています．そのような症例ではCDR＋αの判断が必要になるのです．

- 実際には，以下の流れで対応するようにしています。
  ① CDRを利用してよい患者なのかをまずは判断する。
  ② 利用するのであれば，年齢以外の項目に合致する場合は頭部CTを施行。
  ③ 年齢のみで，その他の項目を満たさない場合には，時間的経過や抗血栓薬の内服の有無などを考慮し，施行する。

【症例ごとの判断が重要！】

- CCHRでは受傷後24時間以内の患者が対象となっていますが，受傷直後に来院した場合と受傷後12時間で対応は同じでしょうか？ 12時間経過しても年齢以外の項目を満たさないのであれば，問題ないと思いませんか？
- そもそも意識障害や意識消失，健忘を認めない症例においては，CDRに含まれる項目を評価しつつ，それ以外に抗血栓薬の内服の有無や帰宅後の経過を確認できる人がいるかなども考慮し，頭部CTの必要性を判断しています。
- CTがないBクリニックで同患者を診た場合，A総合病院に紹介しますか？ すぐにCTが撮影できるA総合病院であれば悩むことは少ないかもしれませんが，撮影できるからという理由でオーダーしていては，場所が変わった途端に適切な対応ができなくなってしまいます。**症例ごとにとにかくいろいろ考えましょう。**

文 献
a) Stiell IG, et al：JAMA. 2005；294(12)：1511-8.

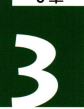

3章　意識消失

意識消失×消化管出血

**致死的疾患を見逃さない
＆
マネージメントのための4つのルール**

▶吐下血の有無のみで判断してはいけない！　疑って病歴聴取を行おう！
▶バイタルサインは経時的に，かつ体位を変換させて評価しよう！
▶緊急内視鏡，輸血の適応を，根拠をもって判断しよう！
▶リスクを評価し，再発を防止しよう！

1　原因としての消化管出血を考えるにあたって

■消化管出血患者は，心窩部痛や背部痛，吐下血・血便を主訴に来院することが多いですが，失神で来院することもあると頭に入れておきましょう（約10％）。脳血流の35％程度が低下すると失神するため，出血に伴い意識を失うことはイメージしやすいと思いますが，失神を主訴に来院した上部消化管出血において，吐血や下血を認めない場合には，重症度や緊急性の判断を誤ってしまいがちです。ここでは，失神の原因をいかにして消化管出血と判断するのか，そしてどのように対応するべきなのかを考えていきましょう。

2　消化管出血を見逃さないために：Hi-Phy-Viは常に超重要！

Hi-Phy-Vi：History/Physical/Vital signs

■吐下血や血便を主訴に来院した場合には誰もが疑うと思いますが，明らかな出血を認めない場合には，失神患者において"いつ"疑うべきでしょうか。
■消化管出血は，上部，下部に大きくわかれますが，失神患者において，まず考えるべきは上部消化管出血です。その理由は，下部消化管出血は上部と比較し自然止血が得られやすく，緊急で処置を要する頻度が低いためです。もちろん，近年増加している抗血栓薬の内服患者や大腸癌患者では，自然止血が得られず緊急で大腸内視鏡を施行することもありますが，頻度としては圧倒的に上部の緊急内視鏡が高いのが現状です。また，下部消化管出血の場合には，血便を認める頻度が高く，下着を下ろして直視すれば疑うこ

とは難しくありません。
- そのため，失神を認め，消化管出血を考える場合には，まず上部から考えることが理にかなっています。本項では，上部消化管出血らしい所見，そして判断を見誤りがちな点についてまとめておきます。

3 上部消化管出血らしい所見

- 黒色便はあまりにも有名ですね。50歳未満で，黒色便を認め，BUN/Cre ≧ 30の場合には90％以上の確率で上部消化管出血です。そのほか，上部消化管出血の既往や，肝硬変患者は"らしい"と判断します（**表1**）[1]。

表1 上部消化管出血らしい所見

所見	感度（％）	特異度（％）	陽性尤度比
上部消化管出血の既往	22	96	6.2
黒色便	80	84	5.1
50歳未満	27	92	3.5
肝硬変あり	5	98	3.1

（文献1より改変）

- ちなみに下部消化管出血でも，腸管内停滞時間が長ければ黒色便となり，全体の17％は黒色便を認めると報告されています[2]。
- 上部消化管出血のリスクは次の2つを頭に入れておきましょう。①*Helicobacter pylori*，②NSAIDsです。

上部消化管出血のリスク― NSAIDs服用の有無は判断可能！
- 初診時にピロリ菌感染の有無は不明なことが多いですが，内服薬を確認すればNSAIDs服用の有無は判断可能です。
- 腰痛や膝痛，肩痛に対してNSAIDsを内服している患者（特に高齢者）は多いです。お薬手帳を確認するだけでなく，必ず内服していないかを確認するようにしましょう。
- お薬手帳に記載がなくても，別の病院や，または友人からもらったり，以前に処方されたものを内服していることもめずらしくありません。

4 判断を誤ってはいけない

吐血がないから大丈夫?
- 上部消化管出血患者の50%は吐血を認めません。しかしこれは出血が上から認めないだけであって,下血(黒色便を含む)として認めることもあるわけです。必ず直腸診を行い,下血の有無を確認しましょう。

Hb(g/dL)の低下がないから大丈夫?
- 出血患者ではどうしてもHbの数値が気になります。確認すべき数値ですが,数値のみで重症度や輸血の適応を判断してはいけません。Hbの単位を見ればわかる通り,濃度であるため急性の出血では数値は不変です。

Mallory-Weiss症候群? と思ったら
- 数回の嘔吐の後,鮮血の嘔吐を認め,内視鏡を行うと食道・胃接合部に粘膜裂傷を認めるもので,腹圧の急激な上昇が誘因となって引き起こされます。
- 重要なのは,なぜそのような病態に陥ったのかということです。潰瘍性病変などが原因で吐血したわけではなく,繰り返し嘔吐したことによって引き起こされたものであるため,そこには原因が存在するはずです。大量飲酒後の嘔吐や妊娠悪阻による嘔吐が代表的ですが,クモ膜下出血やアルコール性ケトアシドーシス(alcoholic ketoacidosis;AKA)が原因であることも時に経験します。内視鏡所見で止血が得られているからOKとせず,必ず原因を追究しましょう。

5 上部消化管出血とバイタルサイン:総合的に評価せよ!

収縮期血圧のみで判断してはいけない
- 血圧が下がる前に心拍数が上昇します。一般的に血圧が下がるのは,心拍数で代償しきれなくなった状態であり,このときには既に循環血漿量の30%が失われています(**表2**)[3]。血圧が低下するのを待っていては介入が遅れてしまうため,必ずバイタルサインは総合的に評価する必要があり,特に消化管出血などの出血患者では,ショックインデックス(shock index;SI)=脈拍数/収縮期血圧で評価し,0.9を超えている場合にはショックと判断して対応するようにしましょう。

表2　出血量とバイタルサイン

	ショックを早期に認識せよ！			
推定出血量 （循環血漿量に対する割合）	＜15%	15〜30%	30〜40%	40%＜
起立性変化	心拍数増加 ≧30回/分	収縮期血圧低下 ≧20mmHg	拡張期血圧低下 ≧10mmHg	拡張期血圧低下 ≧10mmHg
脈（回/分）	＜100	＞100	＞120	＞140
脈圧	正常	低下	低下	低下
収縮期血圧	正常	正常	＜90mmHg	＜70mmHg

（文献3より改変）

脈圧も意識しよう！

- 血圧を評価する際には収縮期血圧だけでなく，拡張期血圧，さらには脈圧，平均血圧も意識して対応すると，いろいろとわかることがあります。脈圧は心拍出量の低下や循環血漿量が少なくなると低下するため，120/100mmHgという血圧をみて安心してはいけません。十分な心臓からのoutputが出ていないことが示唆されます。一般的に拡張期血圧が収縮期血圧の75%以上ある場合（ex. 100/75mmHg, 160/130mmHg）には，心拍出量の低下（心係数 2.2L/分/m^2）が示唆されます[4]。そのため意識消失患者でこのようなバイタルサインをみた際には，エコーで下大静脈（inferior vena cava；IVC）径，心機能をざっと評価しましょう。

呼吸数は最も重要なバイタルサイン！

- 呼吸数の上昇を認める場合には，代謝性アシドーシスを代償するために頻呼吸になっているものとまずは考え，循環不全を示唆する所見がないか確認しましょう。呼吸数が正常で，意識が普段と同様の状態であれば，たとえ血圧が低くても焦る必要はありません。逆に，血圧が保たれていても，頻呼吸を認める場合や意識障害を伴う場合は要注意です。

- 血圧や脈拍が保たれていても，頻呼吸が認められる場合には，普段と比較すると血圧は低下している，薬剤の影響で血圧や脈拍の上昇が抑えられているなどの可能性を考慮する必要があるでしょう。または，肺血栓塞栓症に伴う意識消失も考慮する必要があります（☞3章2）。

起立性変化の評価を忘れずに！

- ストレッチャー上でバイタルサインが安定しているからといって安心してはいけません。普段のADLが歩行可能な状態の場合，問題ないと判断するためには，歩いた状態で症状の再燃がない，バイタルサインの異常が認められないことを確認する必要があります。

- 表2の通り，臥位の状態でも血圧の低下が認められるのは，30〜40％以上の出血を認めた場合です。その前に心拍数が上昇するわけですが，さらにその前の状態，わずかな出血でも拾いあげるためには，起立試験を行い，その際の心拍数や血圧の変化を評価しなければ，対応を誤ってしまいます。具体的には，Schellong試験＊を確認するとよいでしょう。

  ＊5分以上安静臥位の状態とし，その後立位をとり，数分ごとに血圧，心拍数を評価する。収縮期血圧が20mmHg以上低下，もしくは拡張期血圧が10mmHg以上低下すれば陽性と判断。また，明らかな血圧の低下を認めない場合でも，心拍数が30回/分以上増加する場合には陽性と考える[5]。陽性であれば多くの場合，立位後3分以内に反応する。

6　緊急内視鏡の適応：根拠をもってオーダーしよう！

- 内視鏡がすぐにできる状況であれば困りませんが，夜間は内視鏡医不在，そもそも内視鏡が不可能な場合には，適切なタイミングでコンサルトする必要があります。根拠をもって内視鏡を依頼できるようにきちんと評価基準を持っておきましょう。

Blatchford score：内視鏡は待てるか否か？！

- 最も有名なscoring systemがBlatchford score（表3）です[6]。2点以下の場合には，緊急内視鏡の必要はないと判断してOKです[7]。しかし，救急搬送症例では3点以上となることも多く，また失神を認める場合には，その段階で2点が加算されることを忘れてはいけません。

表3　Blatchford score

項目	男性	女性	男性	女性
BUN (mg/dL)	<18.2		0点	
	18.2〜22.4		2点	
	22.4〜28.0		3点	
	28.0〜70.0		4点	
	>70.0		6点	
Hb (g/dL)	>13.0		0点	
	12.0〜13.0	>12.0	1点	0点
	10.0〜12.0	10.0〜12.0	3点	1点
	<10.0	<10.0	6点	6点
収縮期血圧 (mmHg)	>109		0点	
	100〜109		1点	
	90〜99		2点	
	<90		3点	
脈拍	>100		1点	

黒色便	1点
失神	2点
肝疾患	2点
心不全	2点

- 失神を認めた症例では，原則緊急内視鏡と判断したほうがよいでしょう。そのような症例の多くが，身体所見上，眼瞼結膜や手掌の所見から貧血が示唆され，またSIも上昇していることが多いものです。たとえバイタルサインが安定していても，血圧が高くない場合には，一時的に血圧が普段よりも低めであるため止血が得られているだけで，その後血圧の上昇とともに動脈性に出血を認めることが予想されます。意識を失ったということは，脳血流が30％程度低下したと考え，相当量の出血を認めたとして，緊急内視鏡を行うべきでしょう。

出血が持続している可能性があれば緊急内視鏡！

- 吐血を繰り返している，繰り返してはいない（もしくは認めていない）場合でもバイタルサインが安定しない（外液投与後もSI＞0.9）ときには，内視鏡をすぐに行うべきでしょう。
- 明らかな吐血を認めていない場合には胃洗浄も考慮されますが，バイタルサインが安定しない段階で，胃洗浄所見の結果がどうであれ内視鏡を行うべきです。十二指腸からダラダラ出ていることもありますから。

胃洗浄

- 明らかな吐血患者に経鼻胃管を挿入する必要はありません。その後の内視鏡のための視野確保や止血目的での洗浄は推奨されていません。また，食道静脈瘤が疑われる場合にも避けたほうがよいでしょう[8]。
- 経鼻胃管は，明らかな吐血は認めないものの，消化管出血が疑わしい場合や，鮮血便で下部消化管出血の可能性が高いと考えているが上部を除外したいときに行うとよいでしょう。ルーティンの挿入，洗浄ではなく，必要性を常に意識して対応しましょう。

自然止血困難が予測される場合も緊急内視鏡！

- アルコール性肝硬変患者の食道静脈瘤破裂が典型的です。また，絶対的なものではありませんが，悪性腫瘍からの出血，抗血栓薬内服中の患者においては，そうでない場合と比較して止血が得づらく，内視鏡の閾値を下げて対応したほうがよいでしょう。

7　輸血の適応：依頼，投与のタイミングを適切に！

- 緊急内視鏡とともに悩むのが"輸血をするか否か"ではないでしょうか。輸血をしないに越したことはありませんが，出血性ショックでは過度な輸液は厳禁で，適切なタイミングでの適切な輸血が必要不可欠です。

血行動態が安定している場合

- バイタルサインが安定している場合には，Hb 7g/dLを下回る場合に輸血を考慮しましょう。普段の数値や正常値を目標とするわけではないことに注意して下さい。上部消化管出血患者において，輸血を制限（7g/dLを目標）した群と，制限しなかった群（9g/dLを目標）では，制限した群のほうが予後が良かったことが報告されています[9]。Hbの数値は濃度であり，来院時の採血のみで判断できないことは前述の通りですが，Hbが低下しているからといって輸血を焦る必要はないことを理解しておきましょう。
- また，急性の変化はなく慢性の変化で，かつ血行動態が安定している場合には，たとえ7g/dLを下回っていても輸血をするとは限りません。過多月経に伴う貧血や炎症に伴う貧血では，鉄剤や基礎疾患の治療を優先すべきでしょう。

血行動態が不安定な場合

- 出血に伴いバイタルサインが不安定な場合には，その段階で輸血を考慮しますが，1つの目標値としては，やはり7g/dLと理解しておいてよいでしょう。7g/dLを下回っている，もしくは下回ることが予想される場合には輸血をオーダーしましょう。

8　気管挿管の適応：SpO_2で判断するな！　ショックは挿管の適応だ！

- 緊急上部内視鏡を施行する患者ではショックバイタルのことも多く，その際は確実な気道確保目的に気管挿管を考えるようにしましょう。酸素化や換気不良を認める場合には誰もが挿管を考えると思いますが，ショック，そして重度の意識障害も気管挿管の適応です（☞2章1）。緊急内視鏡患者全例に挿管するわけではありませんが，輸血を要するショックバイタルの患者では，気管挿管の必要性を考慮して対応することを心がけておきましょう。
- バイタルサインが不安定な状態での内視鏡は，不穏や誤嚥のリスクも高く，Cの異常だけでなく，A，Bの異常もきたしうるのです。確実な気道確保を行い，止血処置を安全に行い，無事に終われば速やかに抜管するという戦略を頭に入れておきましょう。

9 　上部消化管出血の予後

- 上部消化管出血の死亡率は一般的に10％程度です。たとえ初療で止血ができたとしても，再出血が起こる患者や，残念ながら亡くなってしまう患者もいます。
- それでは，来院時に予後を予測することはできるでしょうか。予後予測のスコアとしてAIMS65（**表4**）スコアが有名です。5項目で評価し，2点以上はハイリスクとされ，特に3点を超えると死亡率は高くなります[10, 11]。患者，家族に病状説明を行う際のひとつの目安，また今後の再発リスクの把握に役立つため，評価項目を頭に入れておくとよいでしょう。

表4　AIMS65

リスク因子		スコア
Albumin＜3.0g/dL	アルブミン＜3.0g/dL	1
International normalized ratio＞1.5	国際標準比＞1.5	1
Altered **M**ental status	精神状態の変化	1
Systolic blood pressure≦90mmHg	収縮期血圧≦90mmHg	1
Age＞**65** years	年齢＞65歳	1
Maximum score	最大スコア	5

上部消化管出血の予後予測→低リスク：0〜1点，高リスク：2点以上

（文献10より改変）

10 　それぞれの医療機関における対応

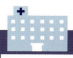

A総合病院での対応

- 消化管出血の存在を認識したら，緊急内視鏡，輸血の適応がないかを総合的に判断し対応することになります。失神を認めている場合には原則，緊急内視鏡の適応と判断するため，残るは輸血の判断です。吐血が継続している，バイタルサインが安定しない状況下において，Hbが7g/dLを下回る可能性があれば，速やかに赤血球輸血をオーダーしましょう。

Bクリニックでの対応

- 緊急での内視鏡，輸血はできないことが多いでしょう。前述の通り，失神を認めている場合には，血圧が普段より低めであるため一時的に止血されているだけの場合が多いことから，失神を伴う消化管出血患者と認識した段階で転院を考慮したほうがよいでしょう。その際は細胞外液で静脈路を確保し，直近の採血結果や血液型がわかる場合には紹介状に添付して頂けると，A総合病院は助かります。

さいごに…これだけは押さえておきたい！

- 意識消失患者において，いつでも大切なのはHi-Phy-Viです！
- 意識状態は普段通りに戻っているのですから，きちんと病歴，身体所見を確認し，バイタルサインはストレッチャー上だけでなく，体位による変化，普段のADLで問題ないかどうかを確認しましょう。
- 明らかな吐血を認めれば早期認識は簡単ですが，そうでない場合でも，ベッドサイドで特別な検査をせずに消化管出血の存在，緊急性は判断できるはずです。

文献

1) Witting MD, et al：Am J Emerg Med. 2006；24(3)：280-5.
2) Richter JM, et al：Gastrointest Endosc. 1995；41(2)：93-8.
3) McGee S, et al：JAMA. 1999；281(11)：1022-9.
4) Stevenson LW, et al：JAMA. 1989；261(6)：884-8.
5) Freeman R, et al：Clin Auton Res. 2011；21(2)：69-72.
6) Blatchford O, et al：Lancet. 2000；356(9238)：1318-21.
7) Srygley FD, et al：JAMA. 2012；307(10)：1072-9.
8) Barkun AN, et al：Ann Intern Med. 2010；152(2)：101-13.
9) Villanueva C, et al：N Engl J Med. 2013；368(1)：11-21.
10) Saltzman JR, et al：Gastrointest Endosc. 2011；74(6)：1215-24.
11) Tang Y, et al：Am J Emerg Med. 2018；36(1)：27-32.

意識消失×消化管出血のチェックパネル

上部か下部か
- ➡まず上部消化管出血を考える
- 緊急内視鏡の頻度が高い
- 下部消化管出血は自然止血が得られやすい（大腸癌や抗血栓薬の内服は除く）

上部消化管出血らしい所見
- 50歳未満
- 黒色便
- BUN／Cre≧30

リスク因子
①ピロリ菌 ②NSAIDs

ピットフォール
- 50%に吐血なし
- 急性出血はHb低下しない（濃度のため）
- Mallory-Weiss症候群？
- ➡複数回嘔吐の原因を考えるべし！

バイタルサイン
- 血圧低下は遅い！
- ➡その前に心拍数上昇
- 脈圧低下
- 呼吸数上昇

緊急内視鏡の適応
Blatchford score
➡3点以上
以下は原則緊急内視鏡
- 失神は脳血流30%以下
- 繰り返す吐血
- バイタル不安定

気管挿管の適応
以下の場合に考慮
- 輸血を要するショック
- 重度の意識障害
- 不穏で内視鏡不能

普段のADLとの比較
歩いた状態で症状の再燃がないか？
➡起立試験やSchellong試験で拾いあげる

輸血の適応
〈バイタル安定〉
- Hb<7g／dLで考慮
- 急性か慢性かも考慮

〈バイタル不安定〉
- 輸血を考慮
- Hb<7g／dLは目安

予後
AIMS65（各1点）
- アルブミン<3.0g／dL
- INR>1.5
- 精神状態の変化
- SBP≦90mmHg
- 年齢>65歳

高リスク：2点以上

Dr.ando

Column：ワルファリン内服患者の出血への対応

- DOACが発売され，近年ワルファリンではなくDOACを内服している方が増えていますが，依然としてワルファリンを内服している患者は多く，そのような患者が消化管出血や脳出血などを認めた場合の適切な対応方法を誰もが知っておく必要があります。
- たとえば，ワルファリン内服中の75歳男性患者が上部消化管出血を認めた場合，どのように対応すべきでしょうか？
- **ワルファリン内服患者が出血したら，まずmajor bleedingか否かを判断します（表）[a]。**消化管出血を起こし，ショック徴候が認められる場合や輸血を要する場合には，その時点でmajor bleedingと判断するため，①ワルファリン中止，②ビタミンK 10mgを緩徐に静注，③新鮮凍結血漿（fresh frozen plasma；FFP）15〜30mL/kgあるいは，プロトロンビン複合体製剤（prothrombin complex concentrate；PCC）25〜50IU/kg投与を行います。

表　Major bleedingの定義

① 致死的出血
② 重要臓器あるいは器官における症候性出血 　（ex. 頭蓋内，硬膜内，眼内，後腹膜，関節内，心嚢内，コンパートメント症候群を伴う筋肉内）
③ Hb 2g/dL以上の低下あるいは4単位以上の赤血球輸血を必要とする

①～③のいずれかを満たすものはmajor bleeding
①～③を満たさないものはminor bleeding

- Major bleedingではない（minor bleeding）場合には，①ワルファリン中止，②ビタミンK 1～3mg静注を考慮，と対応が異なります。
- Major bleedingと判断した場合には，とりあえずビタミンKを投与して安心してはいけません。

文 献
a) Schulman S, et al: J Thromb Haemost. 2005; 3(4): 692-4.

Column：備えあれば憂いなし

- 消化管出血患者に対する内視鏡や輸血，急性閉塞性腎盂腎炎に対するステント留置や腎瘻造設，腎障害に対する血液透析など，来院時に判断がつかなくても，経過次第では数時間以内に介入しなければならないことってありますよね。その際に，**いよいよ介入が必要な段階でコンサルトするよりは，事前に一報入れておくこと**をお勧めします。
- いつでもすぐに対応可能な施設ではその限りではありませんが，多くの施設では夜間はオンコール，日中も定期の外来や手術などで迅速な対応は難しいものです。「○○**疑い」の患者に対して，どのように対応するのか，科を超えて共通の理解を持っておくこと**が理想です。担当医ごとに対応が異なるようでは，組織としても上手く機能しません。対応が決まっていない施設では，ぜひこれを機会に構築してみて下さい。

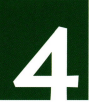

3章　意識消失

4 意識消失×反射性失神

致死的疾患を見逃さない　＆　マネージメントのための4つのルール

▶ 反射性失神は除外診断！
▶ 前兆やストレス要因のない血管迷走神経反射はおそらく誤診している！
▶ 状況失神（排便性失神）の中に隠れた腹部大動脈瘤（AAA）破裂を見逃すな！
▶ 頸動脈洞症候群を疑ったら循環器内科への受診を勧めよ！

1　原因としての反射性失神を考えるにあたって

- 意識消失のうち反射性失神は，以前は神経調節性失神や神経調節性失神症候群などと言われていましたが，用語が統一され「反射性失神」となりました。
- 反射性失神には3つのグループがあります。1つ目は最も診ることの多い血管迷走神経反射，2つ目は状況失神，そして3つ目が頸動脈洞症候群です。
- <u>いずれも比較的軽症であることが多いですが，短期間に何度も繰り返していたり，心原性失神や起立性低血圧といった他の失神であったりすると，話が変わってきます。必ず，失神のRed flag（表1）などを用いてそれらをしっかり除外した上で，反射性失神と診断することを心がけましょう。</u>
- 反射性失神の診断には病歴聴取が最も重要です。失神のRed flag（表1）の真逆を確認していくことになります。すなわち，嘔気や顔面蒼白，眼前暗黒感，気分不良などの前触れのある失神で，立位や坐位で発症し，胸痛や動悸・息切れがなく，60歳未満で，心不全の既往がなく，突然死の家族歴や心電図異常がなければ，心血管性失神の可能性が低くなります。さらには腹痛や黒色便がなく，尿中hCG陰性で，脱水や出血・貧血所見などの起立性低血圧を疑う所見がなければ反射性失神を疑います。

表1　失神のRed Flag

1. 何の前触れもない失神
2. 仰臥位発症，労作時発症
3. 胸痛，動悸，息切れを伴う
4. 60歳以上
5. 心不全患者
6. 突然死の家族歴
7. 心電図異常

これらがなければ，心血管性失神の可能性は低い

2　血管迷走神経反射

- 反射性失神の中でも最も多いのが，血管迷走神経反射です。
- 若年者で，基礎心疾患がなく，ストレス環境にあったり，不眠や感冒症状などの体調不良，長時間の立位後の失神であれば，血管迷走神経反射を考えます[1]。
- ストレス環境とは，学生であれば試験で徹夜続きであったり，仕事をしている人であれば残業や業務の負担が増えていたり，職場の環境が変化した後であったり，家族関係が上手くいっていなかったり，不規則な生活リズムの職業であるなどが挙げられます。他にも，痛み刺激そのものがストレスになるため，外傷後や骨折をしている人，便秘の腹痛なども血管迷走神経反射を起こします。
- よく話を聞いてみると，職場でいじめにあっていたり，夜勤の多い職業（医療系やホテル従業員，仕出しで朝が早い職業など）であるなど，日常生活と大きくリンクしたイベントを聞くことができます。また，コード・ブルーやRRT（rapid response team）発動時の院内急変では，がんの告知や家族の不幸な知らせがきっかけということもありますので，周囲にいた看護師や付き添いの人から状況を聞き出すことが大切です。
- 少なくともそういった話を聞いて，自分も同じ環境なら失神してしまうかも？　と思えなかったら，他の失神を鑑別に戻すべきです。患者から聞いたストーリーに納得がいかなかったら，誤診を防ぐために自分の思い浮かべている鑑別疾患は間違っているかもしれないと思い直すのが大切です。
- また，失神の前兆や前触れの症状がわからないときや，周囲の目撃情報（顔色が悪かった，ぼーっとしていたなど）がどうしても得られなかったときは，やはり心血管性失神や起立性低血圧に鑑別を戻すべきです。
- 比較的若年の女性に多い傾向があるため，若年者ではなく高齢者の場合や，夜間の立位後や起床直後の失神の場合は，起立性低血圧などを考えるべきです[2]。
- 血管迷走神経反射と診断した場合は，常に患者に対して慎重に話をするのがコツです。万一他の原因で失神したことが後でわかると，取り返しがつかないのが失神の怖いところだからです。
- 血管迷走神経反射では一過性の徐脈＋低血圧になるのが特徴で，経験的には30分から1時間程度続きます。
- 徐脈＋低血圧の鑑別疾患は他にもあるため，徐脈＋低血圧だから血管迷走神経反射だと決めるのは危険です。"VF AED ON"の語呂合わせで徐脈＋低血圧の鑑別疾患を挙げられるようにしておきましょう（**表2**および**2章10のコラム「ショック＋徐脈を診たら？」参照**）。

表2 徐脈＋低血圧の鑑別疾患―VF AED ON

V	**V**asovagal reflex	血管迷走神経反射
F	**F**reezing	低体温
A	**A**MI (acute myocardial infarction)	急性心筋梗塞（※特に下壁梗塞）
	Adams-Stokes, **A**cidosis	アダムス・ストークス，アシドーシス
E	**E**lectrolyte, **E**ndocrine	電解質（高カリウム，高マグネシウム），副腎不全，粘液水腫（甲状腺機能低下）
D	**D**rug	薬剤（例：βブロッカー，Caブロッカー，ジギタリス）
O	**O**xygen	低酸素
N	**N**eurogenic	神経原性ショック

- 血管迷走神経反射の治療は，そのときの状況を患者と一緒に振り返ってみて，その誘引となったものを避けるように指導します。また，前兆がみられたときには，すぐに横になって頭位を心臓より下げるようにして失神を避けるよう指導します。

3 状況失神

- 状況失神は，ある特定の状況や日常の動作で誘発される失神のことをいいます。排尿時や排便時，食事や頻回の咳，息こらえ（valsalva），嘔吐によって誘発されるものです。
- 排尿や排便時に起こる失神には，高齢者では腹部大動脈瘤（abdominal aortic aneurysm；AAA）破裂や消化管出血などの出血による失神の可能性があるため，診断には注意が必要です[3]。
- AAA破裂で腹腔内に出血があると，骨盤底に集まった血液が直腸反射を誘発して，排便反射が起きると推測されます。最初は直腸内の便が排泄されますが，それからは便意があっても便がないため便は出ません。「トイレに行ったけど便がなかなか出なくて，ふんばっていたら失神した」という話が聞こえてきたら，それは排便性失神ではなくAAA破裂を鑑別に挙げるべきです。この場合，同じように腹痛と便意があっても便が出ないため「便秘症」と誤診される場合があることも覚えておきましょう[4]。
- いずれにせよ，失神が起きた状況をしっかり確認するための病歴聴取が大切です。
- 嚥下性失神は，食べ物や水分の嚥下で誘発される失神で，特に固形物の嚥下時に頻度が高く，炭酸飲料や冷水でも誘発されます。
- 何らかの食道疾患の合併にみられることがある他，心筋梗塞後で，特に房室ブロックを合併している場合に多いと言われています[5]。
- 食道内圧の上昇が原因とも言われるため[6]，誘引を避けるために咀嚼をしっかりすることや，少量ずつゆっくり嚥下するよう指導します。

4 頸動脈洞症候群

- 頸動脈にある圧受容体が刺激されたり圧迫されることで、血圧が低下したり、心停止が引き起こされるものを頸動脈洞症候群といいます。3秒以上の心停止を生じるものを心臓抑制型、収縮期血圧が50mmHg以上低下するものを血管抑制型、両者が混在しているものを混合型と呼びます[7]（**表3**）[8]。

表3 頸動脈洞症候群の分類

心臓抑制型	心停止≧3.0秒、血圧低下＜50mmHg
血管抑制型	心停止＜3.0秒、血圧低下≧50mmHg
混合型	心停止≧3.0秒および血圧低下≧50mmHg アトロピン投与または心臓ペーシングにより心停止は消失するが、50mmHg以上の血圧低下が持続する

（文献8より転載）

- 中高年の男性に多いのが特徴で、頸部を何らかの形で圧迫されると生じます。そのため、ネクタイを締める、タートルネックの服を着る、運転で左右を向く、髭をそるといった動作がきっかけになります。
- 多くは原因不明の失神として扱われるため、外来で即座に診断に至ることは少ないかもしれません。
- 診断がつけば、日常生活に制限が加わることもあるため、ペースメーカー治療となることがあります[8]。そういう意味では、原因不明の失神を循環器内科に相談するのは理にかなっているかもしれません。

5 それぞれの医療機関における対応

A総合病院での対応

- とにかくヒストリーが大切です。前兆やストレス因子、きっかけや素因を徹底的に探します。それらが見つかるまでは、心血管性失神や起立性低血圧などとして対応しましょう。
- それらの情報が得られない場合、安易に帰宅させないことも大切です。万一に備えてモニタリングをしながら経過観察を行うことで、時間を味方につけましょう。

Bクリニックでの対応

- ヒストリーが大切なのはどのような環境にあっても同じです。
- 心血管性失神や起立性低血圧のリスクが高い場合は、それらの確実な診断・治療が可能な施設へ

転院を考慮しましょう。
- モニタリングができない場合は，心電図を複数回とったり，頻回なバイタル測定で代用できます。モノがなくとも，診療実践の知恵を活かしましょう。

さいごに…これだけは押さえておきたい！

・反射性失神はあくまでも除外診断です。
・患者を帰宅させる場合，帰宅前にバイタルサインの再測定を行うのはもちろんのこと，患者や家族にも"現時点の診断"ということを伝える必要があります。
・症状が残存したり，持続する場合は他の原因が隠れている可能性があること，また同じような失神が起きた場合には，どういう状況であったかをわかる範囲で伝えられるように指導しておきましょう。

文献

1) Grubb BP, et al:Journal of Arrhythmia. 1999;15:276-84.
2) McGrady A, et al:Pacing Clin Electrophysiol. 2001;24(3):296-301.
3) 山上 浩, 他:日臨救急医会誌. 2015;18(6):738-41.
4) Miller J, et al:Am J Emerg Med. 1999;17(2):174-5.
5) Iwama Y, et al:Jpn Circ J. 1996;60(9):710-4.
6) Maekawa T, et al:Intern Med. 2002;41(3):199-201.
7) Brignole M, et al:Eur Heart J. 2004;25(22):2054-72.
8) 西崎光弘:失神の診断と治療. 安部治彦, 編. メディカルレビュー社, 2006, p89-108.

意識消失 × 反射性失神のチェックパネル

代表的な反射性失神
① 血管迷走神経反射
② 状況失神
③ 頸動脈洞症候群

血管迷走神経反射
ストレス環境に納得性があるか？
- 生活歴を把握
- 痛み刺激の有無
- 不幸な知らせ
➡ 納得性がなければ他の失神を鑑別に戻す

状況失神
特定の状況や動作で誘発
- 排泄時
- 食事
- 息こらえ
- 嘔吐
➡ 病歴聴取が大切

チェック項目
- 短時間に何度も繰り返していないか
- Red Flagで心原性失神や起立性低血圧を除外する

症状
- 前駆症状あり（顔色不良，ふらつきなど）
- 一過性の徐脈＋低血圧
➡ VF AED ON（☞p142，表2）も鑑別に

トイレで失神？
高齢者は腹部大動脈瘤破裂など血管系リスクが高いため，排便性失神と容易に診断してはならない！

失神のRed Flag
① 何の前触れもない失神
② 仰臥位発症，労作時発症
③ 胸痛，動悸，息切れを伴う
④ 60歳以上
⑤ 心不全患者
⑥ 突然死の家族歴
⑦ 心電図異常

診断・患者説明は常に慎重に ➡ 少しでも引っかかるなら鑑別を戻す心がけが大切

誘引となったものを避けるように指導する

頸動脈洞症候群
3タイプに分類
- 心臓抑制型
- 血管抑制型
- 混合型

原因不明の失神
➡ 循環器内科に相談

Column:造影剤腎症を気にする必要はあるのか!?

- 「造影剤を使用すべきか否か」これは誰もが悩んだことがあるのではないでしょうか。大動脈解離,肺血栓塞栓症,絞扼性腸閉塞,虫垂炎など,疑った場合には造影CTを撮影したほうがよいことは頭ではわかっていても,腎機能が…と悩み,とりあえず単純CTをオーダーした経験があるのではないでしょうか。

- 造影剤を使用しないに越したことはありませんが,造影剤を使用しないことによって判断が遅れ,患者の予後が悪化しては身も蓋もありません。もちろん造影剤でアナフィラキシー歴があるなど,アレルギーのある場合には使用を控える必要がありますが,腎機能を理由に控えるべきなのでしょうか?

- 造影剤腎症の定義をきちんと把握していますか?「造影剤使用後72時間以内に,血清クレアチニンが0.5mg/dL以上の増加,もしくは25%以上の増加をしたもの,ただし他の急性腎障害の原因が認められないもの」と定義されています[a]。

- このただし書きが重要であり,状態が悪い患者の多くは,急性腎前性腎障害やNSAIDs使用による腎機能の悪化を伴っていることが多いのです。つまり,**足りない細胞外液はきちんと投与し,不要な薬剤をなるべく回避しながら,必要であれば造影剤を使用し,適切な判断を下すことが重要**なのです。

- 実際に,造影剤腎症はたとえ急性腎障害を引き起こしたとしても,可逆性で多くの場合問題ないことがわかっており,近年では過度に造影剤腎症を気にしすぎるなという報告が相次いでいます[b]。

- 不要な造影剤使用は避けるべきですが(腹痛患者ではまずエコーを行えば造影すべきか否かはおおよそ判断できます),必要と判断したら腎機能を気にするよりも,患者の予後を意識して検査をオーダーしましょう。

文献
a) Pannu N, et al:JAMA. 2006;295(23):2765-79.
b) Aycock RD, et al:Ann Emerg Med. 2018;71(1):44-53.

索 引

欧 文

A

AAA (abdominal aortic aneurysm) 142
AIMS65 136
AIUEOTIPS 6
AMPLE 9

B

Blatchford score 133

C

CAM (Confusion Assessment Method) 66
CCHR (Canadian CT Head Rule) 127
CDR (Clinical decision rule) 127
Child-Pugh分類 57
CIRCI (critical illness-related corticosteroid insufficiency) 96
coronary risk factor 116
CPSS (Cincinnati Prehospital Stroke Scale) 21

D

DAWN trial 26
D-dimer 118
DEFUSE-3 trial 26
DOAC (direct oral anticoagulants) 19
DVT (deep vein thrombosis) 107

E

EGSYS score 115

F

FFP (fresh frozen plasma) 138

Fisher Scale 31

G

GCS (Glasgow Coma Scale) 5
GI (グルコース・インスリン) 療法 90

H

Helicobacter pylori 130
Historical Criteria 78
Hunt and Hess Severity Scale 31
Hunterの基準 70

J

JCS (Japan Coma Scale) 4

K

KPSS (Kurashiki Prehospital Stroke Scale) 21

L

LAPSS (Los Angeles Prehospital Stroke Screen) 21
LLMNSs 41
LOC (loss of consciousness) 104

M

modified Rankin Scale 25
MRHE (mineralcorticoid-responsive hyponatremia of the elderly) 93

N

N-アセチルシステイン 70
NCSE (nonconvulsive status epilepticus) 60, 82

NIHSS (National Institutes of Health Stroke Scale)　21, 27
NOC (New Orleans Criteria)　127
NSAIDs　86, 130

O

Ottawa criteria　117
Overdose　45, 67, 76

P

PERC rule　120
perimesencephalic nonaneurysmal SAH　28
PNES (psychogenic non-epileptic seizures)　73
psychomotor slowing　55
PTE (pulmonary thromboembolism)　105, 120

Q

qSOFA criteria　35
QT延長　112, 117

R

RCVS (reversible cerebral vasoconstriction syndrome)　29

reset osmostat　93

S

Schellong試験　133
shaking chills　37
SI (shock index)　131
SIRS　34
SOFA [Sequential (Sepsis-related) Organ Failure Assessment] Score　36
stroke mimics　21
systemic inflammatory response syndrome　34

T

thunderclap headache　29
TIA (transient ischemic attack)　104, 105
Toxidrome　50

W

Wake-up stroke　19, 26
Wells rule　120
Wernicke脳症　13
WFNS (World Federation of Neurological Surgeons)　31
Whippleの3徴　12, 15, 17
wide QRS　87

和文

あ

アジミ体操　4
アセトアミノフェン　68
アテローム血栓性脳梗塞　18
アネキセート®　49
アリピプラゾール　47
アルコール離脱せん妄　59
悪性症候群　71

い

1ピル1キルドラッグ　71
意識消失（LOC）　104
異所性妊娠　108, 111
胃洗浄　46, 67, 134
一過性脳虚血発作（TIA）　104, 105

う

うつ病　56, 76
ウェルニッケ・コルサコフ症候群　59

ウレアーゼ産生菌 60

え

エビリファイ® 47

お

お薬手帳 46, 94, 130
悪寒戦慄 37

か

カルチコール® 89
可逆性脳血管攣縮症候群（RCVS） 29
家族歴 116, 140
下部消化管出血 129
外傷性クモ膜下出血 28
活性炭 46, 67
肝硬変 56, 130
　　──の症状 57
肝性脳症 55
　　──の鑑別疾患 56
　　──のグレード分類 58

き

起立性低血圧 105, 114
拮抗薬 49
急性アルコール中毒 63
急性症候性発作 22, 77
急性大動脈解離 122
菌血症 37

く

クモ膜下出血 28
グラム染色 41
グルコン酸カルシウム 89, 96

け

経口第3世代セフェム 42
頸動脈洞症候群 143
　　──の分類 143

痙攣 22, 77
血液吸着療法 46
血液培養 38, 40
血液分布異常性ショック 41
血管迷走神経反射 141
血栓回収療法 18, 22, 25
血栓溶解療法 18, 22, 25
血中アルコール濃度 63
血流障害と特有の症状 123

こ

5Dの選択 41
呼吸数 132
高アンモニア血症 58, 60
高カリウム血症 85
高カルシウム血症 52, 94
高マグネシウム血症 52, 95
高張食塩水 92
鉱質コルチコイド反応性低ナトリウム血症（MRHE） 93
甲状腺クリーゼ 97
　　──の診断基準 98
硬膜下血腫 60

さ

サプリメント 46, 96
細菌性髄膜炎 38
三環系抗うつ薬 49, 70

し

ショックインデックス 41, 131
ジアゼパム 77
自殺企図 46, 66
失語 20
失神 30, 78, 104
　　──の分類と主な鑑別疾患 105
　　──のRed Flag 140
症候性部分発作 79

状況失神　105, 142
上部消化管出血　129
　　　──らしい所見　130
心因性非てんかん性発作　73
心血管性失神　105, 114
心室頻拍　70
心電図　87, 107, 117
新鮮凍結血漿（FFP）　138
浸透圧性髄鞘崩壊症　92
深部静脈血栓症　107

す

スマートウォッチ　111

せ

せん妄　65
　　　──の原因　65
　　　──の診断法　66
セルシン®　77, 80
セロトニン症候群　70
精神運動遅延　55
全身性炎症反応症候群（SIRS）　34
全身痛　38

そ

双極性障害　52
造影剤腎症　146

た

ダブルカウント　88
ダントロレン　71
大腸内視鏡　129
胆管炎　38

ち

中毒のABCDE　49
中毒マニュアル　46
中脳周囲非動脈瘤性クモ膜下出血　28

て

テオフィリン　52
　　　──関連痙攣　52
テントT波　88
低ナトリウム血症　90
　　　──の3パターン　91
電解質異常　85

と

トライエージ®　51
ドレナージ　42
吐血　131, 134
頭部MRI＆MRA　22
頭部外傷　126

な

ナロキソン　12

に

乳酸アシドーシス　40
尿路感染症　38, 60

の

ノモグラム　68
ノルアドレナリン　41, 49
脳梗塞　18
脳卒中　18, 21
　　　──の神経症状発症頻度　20

は

羽ばたき振戦　59
　　　──の誘発法　60
敗血症　34
　　　──の診断基準　36
　　　──の定義　35
敗血症性ショック　40
　　　──の初療　40
肺血栓塞栓症　105, 117, 120
排便性失神　142

反射性失神　140

ひ

ビタミンD製剤　52
非痙攣性てんかん重積状態（NCSE）　60, 82
皮膚・軟部組織感染症　38

ふ

フルマゼニル　49
腹腔内感染症　38
腹部大動脈瘤（AAA）　142
副甲状腺機能亢進症　52, 94
副腎不全　96

へ

ベンゾジアゼピン　49, 56
片麻痺　20, 25

ほ

ホスフェニトイン　81
ホットハンド　52
房室ブロック　107, 142

ま

マグネシウム　52
麻薬　67

み

ミダゾラム　80, 81

脈圧　107, 132

む

無痛性心筋梗塞　119

め

メイロン®　90
メプチン®　90

も

もやもや病　28

や

薬剤性失神　112

ゆ

輸血　135

よ

腰椎穿刺　38

ら

ラクナ梗塞　18

り

リチウム　52

わ

ワルファリン　19, 138

次号予告

jmedmook 62
2019年6月25日発行！

日常診療でここまでできる！
診断につながる病歴聴取

編者　西垂水 和隆（今村総合病院救急・総合内科主任部長）

CONTENTS

第1章　総論：診断につながる病歴聴取

A　患者さんと話す前に

1	病歴の重要性	徳田 安春
2	病歴を聞く前に ——コミュニケーション・環境など	篠浦 丞
3	問診票について ——問診票・バイタルサインからわかる情報	西垂水 和隆
4	患者が一言目を喋る前にわかること ——誰と来たか，部屋に入る前の様子，表情	大塚 暢

B　定番の質問をより詳しく

1	O：いつから始まりましたか？	畠中 成己
2	P：増悪因子／寛解因子 ——どうしたら悪く／楽になりますか？	西垂水 和隆
3	Q：表現するとどのような感じですか？	西垂水 和隆
4	R：他にどのような症状がありましたか？　どこか別の場所も痛みますか？	金城 紀与史
5	S：程度はどれくらいですか？　どのような状況で起こりましたか？	金城 光代
6	T：どれくらい続きますか？　悪くなっていますか？	金城 光代
7	繰り返す疾患 ——こういうことは初めてですか？	西垂水 和隆

C　ルーチンの質問では何がヒントになるか？

1	既往歴	林 恒存
2	生活歴・家族歴	﨑山 隼人
3	薬剤歴	徳田 安春
4	旅行・曝露・動物など	有馬 丈洋

D　疾患が浮かばないとき

1	Nature：何系の疾患？	星 哲哉
2	Site：内臓？　内臓外？——臓器別の特徴	伊藤 加菜絵
3	よくわからない症状，あまり聞いたことがない症状	市来 征仁
4	メンタル系の疾患？　と思うとき	本村 和久

E　病歴を診断に使うために整理する

1	主訴は何か？　外せる病歴，外せない病歴	仲里 信彦
2	病歴をまとめてstoryをつくる	芹澤 良幹

第2章　各論：主訴別の問診をとるべきポイント

1	発熱 ——感染症か非感染症かを見きわめるポイント	有馬 丈洋
2	食欲低下 ——器質的疾患かどうか	比嘉哲史／本村 和久
3	胸痛 ——心疾患	林 恒存
4	息苦しい	芹澤 良幹
5	倦怠感 ——器質的疾患を考えるポイント	塚本 裕／仲里 信彦
6	体重減少	大塚 暢
7	嘔気・嘔吐 ——消化器症状かそれ以外か？	篠浦 丞
8	腹痛	市来 征仁
9	頭痛	西垂水 和隆
10	ふらつき	金城 紀与史
11	浮腫	金城 光代

jmedmook
偶数月25日発行　B5判／約170頁

定価（本体3,500円＋税）　送料実費
〔前金制年間（6冊）直送購読料金〕
21,000円＋税　送料小社負担

著者 坂本 壮（さかもと そう）
地方独立行政法人総合病院国保旭中央病院救急救命科医長

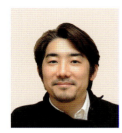

【プロフィール】
2008年 順天堂大学医学部卒業
2010年 順天堂大学医学部附属練馬病院救急・集中治療科入局
2015年 西伊豆健育会病院内科
2017年 順天堂大学医学部附属練馬病院救急・集中治療科
2019年 現職
著書に『救急外来 ただいま診断中！』（中外医学社），『ビビらず当直できる内科救急のオキテ』（医学書院），『救急外来 診療の原則集―あたりまえのことをあたりまえに』（シーニュ），『主要症状からマスターする すぐに動ける！ 急変対応のキホン』（総合医学社）など
『J-COSMO』編集主幹（中外医学社）

著者 安藤 裕貴（あんどう ひろたか）
一宮西病院総合救急部救急科部長

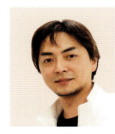

【プロフィール】
2008年 富山大学医学部卒業
2008年 富山大学附属病院初期研修医
2009年 厚生連高岡病院初期研修医
2010年 福井大学医学部附属病院救急・総合診療部
2012年 名古屋掖済会病院救急科
2018年 現職
著書に『研修病院選びかた御法度』（三輪書店），『ERのTips』（三輪書店），『内科当直医のためのERのTips』（三輪書店）など

---

jmed mook 61

あなたも名医！
意識障害

ISBN978-4-7849-6661-5　C3047　¥3500E
本体3,500円＋税

2019年4月25日発行　通巻第61号

編集発行人　　梅澤俊彦
発行所　　　　日本医事新報社　www.jmedj.co.jp
　　　　　　　〒101-8718　東京都千代田区神田駿河台2-9
　　　　　　　電話（販売）03-3292-1555　（編集）03-3292-1557
　　　　　　　振替口座　00100-3-25171
印　刷　　　　ラン印刷社

© So Sakamoto　2019 Printed in Japan

・本書の複製権・翻訳権・上映権・譲渡権・公衆送信権（送信可能化権を含む）は（株）日本医事新報社が保有します。

JCOPY ＜（社）出版者著作権管理機構 委託出版物＞
本書の無断複写は著作権法上での例外を除き禁じられています。複写される場合は，そのつど事前に，（社）出版者著作権管理機構（電話 03-3513-6969，FAX 03-3513-6979，e-mail:info@jcopy.or.jp）の許諾を得てください。

電子版のご利用方法

巻末の袋とじに記載されたシリアルナンバーで，本書の電子版を利用することができます。

手順①：日本医事新報社Webサイトにて会員登録（無料）をお願い致します。
（既に会員登録をしている方は手順②へ）

日本医事新報社Webサイトの「Web医事新報かんたん登録ガイド」でより詳細な手順をご覧頂けます。
www.jmedj.co.jp/files/news/20170221%20guide.pdf

手順②：登録後「マイページ」に移動してください。
www.jmedj.co.jp/mypage/

「マイページ」
↓
マイページ下部の「会員情報」をクリック

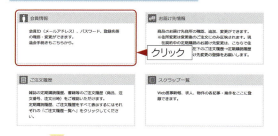

「会員情報」ページ上部の「変更する」ボタンをクリック
↓
「会員情報変更」ページ下部の「会員限定コンテンツ」欄にシリアルナンバーを入力
↓
「確認画面へ」をクリック
↓
「変更する」をクリック

会員登録（無料）の手順

1 日本医事新報社Webサイト（www.jmedj.co.jp）右上の「会員登録」をクリックしてください。

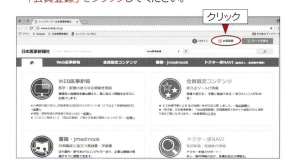

2 サイト利用規約をご確認の上（1）「同意する」にチェックを入れ，（2）「会員登録する」をクリックしてください。

3 （1）ご登録用のメールアドレスを入力し，（2）「送信」をクリックしてください。登録したメールアドレスに確認メールが届きます。

4 確認メールに示されたURL（Webサイトのアドレス）をクリックしてください。

5 会員本登録の画面が開きますので，新規の方は一番下の「会員登録」をクリックしてください。

6 会員情報入力の画面が開きますので，（1）必要事項を入力し（2）「（サイト利用規約に）同意する」にチェックを入れ，（3）「確認画面へ」をクリックしてください。

7 会員情報確認の画面で入力した情報に誤りがないかご確認の上，「登録する」をクリックしてください。